# 당뇨관리와 예방을 위한 기본적인 하루
## -식단 짜기-

건강한 당뇨 식생활의
실질적인 정보

김경례 지음

무엇을 먹을까? 얼만큼 먹어야 할까?
어떻게 먹어야 할까?
일상 먹는 음식물과 물도 과량 먹으면
우리 몸에 치명적인 독극물이 된다

대동field

이 책은 남편과 딸에게 받칩니다

# 당뇨관리와 예방을 위한 기본적인 하루

## - 식단 짜기 -

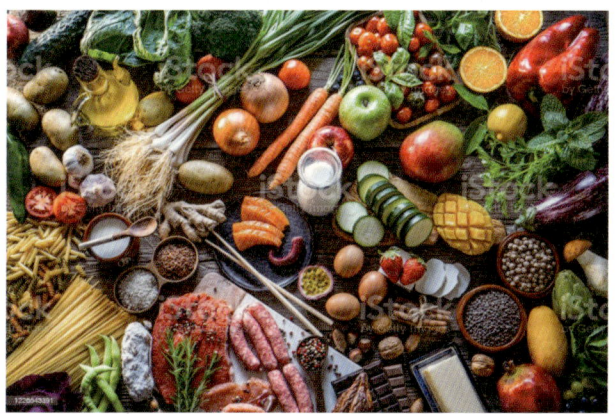

다양한 식품 탄수화물 단백질 야채 과일 유제품 콩류 나무에 건강한 식생활에 대한 스톡 사진 및 기타 이미지 - 건강한 식생활, 다양, 달걀 - iStock (istockphoto.com)

# CONTENTS

서문 및 저자 소개     10

**제1장 인슐린 저항성과 복부비만**     18
    [1-1] 왜 탄수화물은 우리 몸에 독극물이 되는 가?     19
    [1-2] 대사증후군과 진단 기준은 무엇인가?     20
    [1-3] 왜 비만증인 사람들은 항상 배고파 할까?     21
    [1-4] 비만의 5D 현상은 무엇인가?     21
    [1-5] 표준 체중과 복부비만은 어떻게 측정하는가?     22
    [1-6] 왜 당뇨병이 무서운가?     23

**제2장 주요 당뇨 식이요법의 비교 분석**     26
    [2-1] 칼로리 식이요법     28
    [2-2] 저항성 전분 식이요법     30
    [2-3] 혈당지수·혈당부하지수 식이요법     34
    [2-4] 저탄수화물 고지방 (저탄고지) 식이요법     41
    [2-5] 지방 섭취 문제     43
    [2-5-1] 동물성 포화지방 섭취     45
    [2-5-2] 식물성 포화 지방 MCT 오일 섭취     46
    [2-5-3] 불포화지방 섭취     47
    [2-5-4] 트랜스지방 섭취 문제     50
    [2-6] 단백질 섭취 문제     52
    [2-6-1] 동물성 단백질 섭취     53
    [2-6-2] 식물성 단백질 섭취     53
    [2-7] 식이섬유 섭취     54
    [2-8] 소금 섭취 문제     55

## 제3장 당뇨관리와 예방을 위한 식이요법과 식재료의 선택   60
   [3-1] 당뇨관리와 예방을 위한 식이요법 선택   60
   [3-2] 좋은 탄수화물 식재료 선택   61
   [3-3] 좋은 단백질 식재료 선택   63
   [3-4] 좋은 식물성 지방 식재료 선택   68
   [3-5] 좋은 수용성 식이섬유 선택   71
   [3-6] 좋은 채소류 선택   72
   [3-7] 좋은 견과와 과일 선택   75
   [3-8] 기타 식재료 선택   77

## 제4장 당뇨관리와 예방을 위한 기본적인 하루-식단 짜기   82
   [4-1] 기본적인 하루-식단을 짤 때 세운 원칙   83
   [4-2] 디지털 주방 전자 저울 사용법   85
   [4-3] 전자레인지의 유용성과 괴담의 허구   87
   [4-4] 전체 메뉴의 특징   90
   [4-5] 아침 메뉴와 특징   91
   [4-6] 점심 메뉴와 특징   93
   [4-7] 간식 메뉴와 특징   96
   [4-8] 저녁 메뉴와 특징   97

## 제5장 기본적인 아침 식사 순서와 식사 준비   100
   [5-1] 당뇨 요구르트 만들기   101
   [5-1-1] 필요한 재료 및 기구   101
   [5-1-2] 기구 살균 소독   101

| | |
|---|---|
| [5-1-3] 당뇨 요구르트 만들기 순서 | 102 |
| [5-2] 두부 데우기 | 104 |
| [5-3] 큐리 믹스 만들기 | 105 |
| [5-4] 당뇨 죽 만들기 | 105 |
| [5-5] 당뇨 물 김치 만들기 | 105 |
| [5-5-1] 양배추 숨 죽이기 | 106 |
| [5-5-2] 양배추 물 김치 숙성하기 | 106 |
| [5-5-3] 브로콜리 숨 죽이기 | 107 |
| [5-5-4] 브로콜리 물 김치 숙성하기 | 108 |
| [5-6] 수국잎차 만들기 | 109 |
| | |
| **제6장 기본적인 점심 식사 순서와 식사준비** | **112** |
| [6-1] 비빔밥 메뉴 | 112 |
| [6-1-1] 고기류 준비하기 | 113 |
| [6-1-2] 어류 준비하기 | 114 |
| [6-1-3] 해초모듬 준비하기 | 115 |
| [6-1-4] 해초모듬 무침 | 115 |
| [6-1-5] 당뇨 반찬 만들기 | 115 |
| [6-1-6] 당뇨 밥 만들기 | 120 |
| [6-1-7] 비빔밥 만들기 | 121 |
| [6-2] 해물 덮밥 메뉴 | 121 |
| [6-3] 두부면 토마토 파스타 메뉴 | 122 |
| | |
| **제7장 간식과 준비** | **126** |

## 제8장 기본적인 저녁 식사 순서와 식사준비     130
    [8-1] 계란 삶기     131
    [8-2] 채소류와 병아리콩 준비     131
    [8-3] 당뇨 샐러드 만들기     132
    [8-4] 나또 준비     133

## 참고 문헌     134

**부록-1** 한국인 상용 식품의 혈당지수 추정치를 활용한     140
         한국 성인의 식사 혈당지수
**부록-2** 한국인 다소비 탄수화물 식품의 혈당지수와     144
         혈당부하지수
**부록-3** 식품별 가식부 100g에 함유되어 있는     147
         콜레스테롤 (mg)과 지방 (g)의 함량
**부록-4** 순위별 주요 50개 식품 1회 섭취량 (g)의     149
         열량 (kcal)과 단백질 함유량 (g)
**부록-5** 식품 100g의 3대 영양소 함유량 (g)     151
**부록-6** 큐리 믹스 가루의 주성분과 효능     152

## 당뇨 남편의 소감     157

## 서문 및 저자 소개

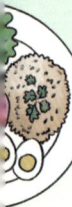

나는 대학에서 26년 반을 교수로 재직하는 동안 건강에 적신호를 받아서 국선도 수련을 시작했다. 건강한 호흡과 (단전 호흡) 바른 몸 자세 (관절 스트레칭) 수련을 하면서 차츰 회복되어서 건강하게 정년 퇴임할 수 있었다. 퇴임을 준비하던 중 오래 전에 미국인 친구가 은퇴 "retirement" 는 타이어를 새로 바꾸는 일이라고 말한 것이 기억났다. 그래서 은퇴는 남아 있는 인생 동안 나의 지식과 지혜를 남과 공유하는 삶을 만들어 줄 전환점이라 생각하고 백세 시대를 준비하는 건강 관리법이라는 새로운 타이어로 바꾸었다. 이에 관계되는 자료들을 연구 조사하고 업데이트 하면서 건강한 호흡과 건강한 몸 자세에 관한 자료를 준비하고 강의 초청이 있을 때 마다 기쁜 맘으로 응하고 있다.

한편 나보다 6년 앞서 교수로서 정년 퇴임한 남편은 과체중 그리고 비만상태이면서 식탐을 스스로 조절 못 하다가 50세 후반부터 당뇨병 약과 고지혈증 약을 복용하고 있었다. 결국 70세 초반에 당뇨증 합병증으로 심혈관 막힘이 일어나서 스탠트 삽입 시술을 받았다. 일주일간 입원 치료 중에 병원 당뇨 식사를 한 결과 퇴원할 때쯤 과체중이 표준 체중 가까이로 줄었다. 이어서 당뇨인을 위한 2박3일간의 당뇨 캠프에 참가해서 실질적인 당뇨증 관리 및 예방 교육을 받았다. 담당 간호사의

### 서문 및 저자 소개

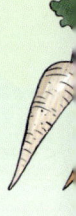

추천으로 혈당의 주 요인이 되는 밥 양을 측정하는 디지털 주방 전자 저울과 공복 및 식후 혈당 측정하는 혈당측정기를 구입했다. 또한 혈압측정기도 구입했다. 나는 그동안 남편의 당뇨식에 큰 관심을 갖지 못 했음에 큰 충격을 받았다. 그래서 당뇨증 남편을 위한 건강한 당뇨 식생활에 관심을 갖고 관계되는 전문 서적과 문헌 조사를 통해서 당뇨 및 심혈관 건강을 위한 식단을 만들기 시작하였다. 또한 건강한 식생활에 관한 강의 자료도 준비하였다. 나이가 45세가 넘으면 췌장 기능 저하로 인슐린 분비가 낮아지므로 거의 모두가 당뇨병 전 단계라는 것을 알게 되어 나에게도 적합한 당뇨 식단을 만들어서 당뇨병을 예방하고 있다.

남편의 당뇨증과 고지혈증이 거의 정상인 수준으로 (최근 혈액 검진에 의하면 당화혈색소 5.7; 공복혈당 109mg/dL; 표준체중 유지; 허리 둘레 82.7cm; HDL 및 LDL 콜레스테롤 각각 58mg/dL, 75mg/dL; 중성지방 32mg/dL) 관리 유지 되자 둘레 지인들이 식단을 알려 달라고 요청하기 시작했다. 더욱이 민속 음식 전문가 (Food ethnographer)로 일하는 딸이 엄마가 만든 아빠의 당뇨관리 식단과 엄마의 당뇨예방 식단을 쓰라고 재촉해서 "누가 읽겠나?" 하니 자기에게 남겨달라고 하며 졸랐다. 그래서 지난 10년간의 노하우 (know-how)를 기초로 당뇨인의 혈당 및 혈중 콜레스테롤 관리 그리고 일반인의 건강 유지를 위한 당뇨예방에 도움이 될 것으로 생각하고 집필하기로 했다.

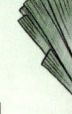

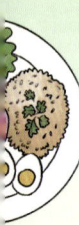

　제 1 장에서는 인슐린 저항성이 복부비만에서 다양한 대사증후군으로 그리고 무서운 당뇨 합병증으로 진행되는 과정을 살펴보았다. 제 2 장에서는 혈당과 혈중 콜레스테롤 수치를 정상으로 유지할 목적으로 이용되고 있는 다음의 4 가지 주요 식이요법을 비교 분석했다: 칼로리 식이요법, 저항성 전분 식이요법, 혈당지수·혈당부하지수 식이요법, 저탄수화물 고지방 식이요법. 제 3 장에서는 당뇨관리와 예방에 적합한 식이요법과 식재료의 최적의 선택에 관한 실질적인 정보를 제시하였다. 제 4 장에서 당뇨관리와 예방을 위한 기본적인 하루-식단을 짤 때 기본 원리를 기술하고 제 5 장에서 기본적인 아침 식사 순서와 식사 준비, 제 6 장에서 기본적인 점심 식사 순서와 식사준비, 제 7 장은 간식과 준비, 제 8 장에서 기본적인 저녁 식사 순서와 식사 준비에 대해서 상세히 기술했다. 그래서 누구든 쉽게 따라 할 수 있도록 했다.

　또한 6개의 부록 (부록-1, -2, -3, -4, -5, -6)은 식재료를 선택할 때 필요한 정보를 제공한다. 제 1 장과 2 장의 전문 용어들이 이해가 잘 안 되는 경우에 제 3 장부터 읽어도 좋다. 아침 점심 저녁 식사 본서에 제시된 하루-식단 (One-day diet)의 원칙을 기본적인 틀로 해서 각자에게 맞도록 만들면 당뇨인의 당뇨관리뿐만 아니라 일반인의 당뇨예방에 큰 도움이 될 것으로 기대한다. 특별히 나이가 들어가도 짧은 시간에 당뇨 식사를 쉽게 준비할 수 있을 것이다.

서문 및 저자 소개

    끝으로 본 책의 내용을 읽고 교정 하는데 도움을 준 제자 최경숙 박사와 오창환 교수 (세명대), 백만정 교수 (순천대 약대) 그리고 조언과 격려를 해준 이원재 교수 (조선대 약대)와 김정한 교수 (연세대 은퇴 교수)에게 깊은 감사를 전하면서.

2023년 12월 김경례 씀

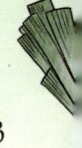

## 저자 소개 학력 및 경력

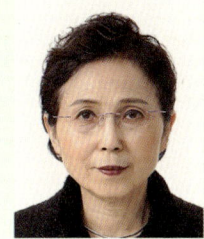

## 김 경 례

- 1963~1967  서울대학교 약학대학 (약학사)
- 1972~1975  University of Houston, 화학과, 분석화학 (이학 박사)
  (지도교수: Professor Albert Zlatkis, University of Houston, Houston, Texas, USA)

(박사학위논문제목: Gas Chromatographic/Mass Spectrometric Analysis of Volatile Metabolites in Biological Fluids: Diabetes Mellitus Studies 생체 액내 휘발성 대사체의 GC-MS 분석을 통한 당뇨병 연구)

- 1975~1976  NASA (미 항공 우주국) 박사 후 연구원
- 1976~1979  SRI International 박사 후 연구원 및 연구원
- 1979~1981  한국 인삼 연초 연구소 책임 연구원
- 1981~1982  University of Houston 화학과 방문 연구원
- 1983~2009  성균관대학교 약학대학 교수
- 2009~현재  성균관대학교 약학대학 은퇴 명예교수

# 제 1 장

# 인슐린 저항성과 복부비만

당뇨병으로 생기는 주요 합병증은 당뇨 신경 병증, 당뇨 망막 병증 그리고 당뇨병성 신장 질환이다
신경 말초혈관의 손상으로 인한 발가락 괴사부터 망막 병증, 그리고 뇌졸증, 그리고 심장 허혈에서 신장 손상까지 몸의 구석구석을 망가지게 하므로 당뇨 합병증을 무서운 침묵의 살인자라고 부른다

## 제 1 장  인슐린 저항성과 복부비만

서양 의학의 아버지로 불린 그리스의 의사 히포크라테스가 다음과 같은 명언을 남겼다:

> "우리가 먹는 것이 곧 우리 자신이 된다
> 음식이란 약이 되기도 하고 독이 되기도 한다
> 음식으로 고치지 못하는 병은 의사도 못 고친다"

이 명언은 음식으로 생긴 병은 음식으로 고칠 수 있어야 한다는 말로 이해할 수 있다.

독성학의 아버지라고 불리는 스위스 의사이면서 화학자인 파라셀서스는 독극물의 정의를 다음과 같이 내렸다:

> "모든 물질은 독극물이다. 독극물이 아닌 물질은 없다
> 복용량이 과량이었는지 아니었는지에 의해서만
> 독극물인지 아닌지가 결정된다"

이것은 일상 먹는 물, 음식물도 과량 복용하면 신체에 치명적인 독극물이 된다는 말이다.

발명왕 토머스 에디슨은 미래의 의사들이 할 일을 다음과 같이 예언했다:

> "미래의 의사는 환자에게 약을 주기 보다는
> 환자가 자신의 체질과 음식, 질병의 원인과 예방에
> 관심을 갖도록 할 것이다"

이 예언은 질병의 원인을 체질과 먹는 음식에서 찾아야한다는 말로 이해할 수 있다.

## [1-1] 왜 탄수화물은 우리 몸에 독극물이 되는가?

탄수화물 위주의 음식을 과잉 섭취한 후에는 혈당이 급상승하는 혈당 스파이크 현상이 일어나고 동시에 인슐린 분비가 급히 촉진된다. 장기적으로 이 현상이 계속 일어나면 인체 세포가 분비된 인슐린 기능에 저항하는 인슐린 저항성이 발생한다.

인슐린 저항성으로 혈당이 세포 내로 못 들어가므로 오히려 인슐린은 간에서 혈당을 지방으로 전환하게 해서 체지방으로 축적시켜 비만을 일으킨다. 그래서 인슐린은 살찌는 호르몬 이라고도 불리운다. 높은 탄수화물 섭취가 인슐린을 만드는 췌장에 부담을 주므로 대부분 사람들에게 비만과 당뇨병이 함께 생긴다. 인슐린 저항성은 복부비만을 일으켜서 대사증후군의 다양한 원인 중의 하나가 되고 있다.

## [1-2] 대사증후군과 진단 기준은 무엇인가?

대사증후군은 심혈관 질환, 뇌혈관질환, 당뇨병, 고혈압, 고지혈증 등에 대해 높은 발생률을 보이는 신체의 병증 상태이다. 대사증후군이 있는 경우에는 심혈관 질환의 위험을 두 배 이상 높이며, 당뇨병의 발병을 10배 이상 증가시킨다.

현재 국내에서는 미국 국가 콜레스테롤 교육프로그램 (NCEP) 지침에 따라서 복부비만의 기준을 한국인에 맞추어 아래의 구성 요소 중 3가지 이상이 있는 경우를 대사증후군으로 정의한다 (표 1-1).

### 표 1-1. 대사증후군 위험 요인

| | |
|---|---|
| 복부비만: 허리둘 | 남성 90cm 이상<br>여성 85cm 이상 |
| 혈중 중성지방 | 150mg/dL 이상 |
| 공복혈당 | 100mg/dL 이상 |
| 혈압 | 수축기 130mmHg 이상<br>이완기 85mmHg 이상 |
| 혈중 고밀도 지방단백질 (HDL) 콜레스테롤 | 남성 40mg/dL 이하 여성 50mg/dL 이하 |

출처: 보건복지부 및 대한의학회

2018년도 국민건강보험공단에서 대사증후군 위험 요인 5개 항목의 판정 기준을 조사한 결과 고혈압이 49.2%로 가장 높은 것으로 나왔다.

다음에 고혈당 42.9%, 고중성지방혈증 35.4%, 복부비만 26.6%, 저 HDL콜레스테롤 24.8% 순서이다.

### [1-3] 왜 비만증인 사람들은 항상 배고파 할까?

『Always Hungry?』(항상 배고픈 가요?)[1] 에서는 비만의 원인을 다음과 같이 설명하고 있다:

- 과식하기 때문에 비만해지는 것이 아니고 비만해 지고 있기 때문에 과식하게 된다
- 탄수화물 위주의 식품을 먹으면 우리 몸의 지방세포는 비축한 지방을 에너지원으로 사용하도록 혈류로 방출하는 대신 오히려 인슐린 작용으로 혈당이 변하여 생성된 지방을 저장만 한다
- 그러므로 몸의 다른 세포들이 배고파서 허기지게 만든다
- 더 많이 먹게 되므로 체중이 증가된다

### [1-4] 비만의 5D 현상은 무엇인가?

Disfigurement ⇒ Discomfort ⇒ Disability ⇒ Disease ⇒ Death

비만해지면 용모가 손상 (Disfigurement) 되고 몸이 불편 (Discomfort) 해지면서 능력이 저하 (Disability) 되고 다양한 질병 (Disease)이 나타나고 마지막에 사망 (Death) 하게 된다.

복부비만으로 생길 수 있는 질병들은 당뇨병, 신장암, 대장암, 심장병 (심근경색증), 갑상선암, 뇌질환 (치매, 뇌졸증), 퇴행성 관절염 등이다.

### [1-5] 표준 체중과 복부비만은 어떻게 측정하는가?

자신의 키에 알맞는 표준체중에 가까울수록 대사증후군 질병에 걸릴 확률이 낮다. 그러므로 질병을 예방하기 위해서 표준체중을 유지하도록 해야 한다. 표준 체중과 비만도를 표 1-2의 식에 의해서 계산하고 비만 판정을 한다.

표 1-2 표준체중 및 비만도 계산

| | |
|---|---|
| 표준체중 | 남자 표준체중 (kg)=키 (m)×키 (m)×22<br>여자 표준체중 (kg)=키 (m)×키 (m)×21<br>[예제: 남자: 키 170(cm) 표준체중<br>=1.7(m)×1.7(m)×22=63.6(kg)]<br>[예제 여자: 키 160(cm) 표준체중<br>=1.6(m)×1.6(m)×21=53.8(kg)] |
| 비만도(%) | (현재 체중 (kg)/표준체중 (kg))×100 |
| 비만판정 | 80~90% ⇒ 저체중; 90~110% ⇒ 정상; 110~120% ⇒ 과체중; 〉120% ⇒ 비만 |
| 복부비만 기준 (허리둘레) | 남자 90cm 이상 / 여자 85cm 이상 |

복부비만은 배에 과도한 지방이 축적된 상태로서 분포에 따라 피하지방과 내장지방으로 되어있다. 체내 장기를 둘러싸고 있는 복강 내에 내장지방의 축적이 심할 경우에 건강 위험률이 높아진다. 내장지방 축적은 나이의 증가, 과식, 운동 부족, 흡연, 유전적 영향 등이 복합적으로 관여한다.

복부비만을 측정하기 위해서 허리둘레를 다음과 같이 측정한다 (WHO 지침): 양 발 간격을 25~30cm 정도 벌리고 서서 체중을 균등히 분배 시키고, 숨을 편안히 내쉰 상태에서 갈비뼈 가장 아래 위치와 골반의 가장 높은 위치의 중간 부위를 줄자를 이용해 수평으로 측정한다. 측정 시에는 줄자가 피부에 압력을 주지 않을 정도로 느슨하게 하여 0.1cm까지 측정한다.

## [1-6] 왜 당뇨병이 무서운가?

당뇨 자체보다는 당뇨 현상 때문에 서서히 진행되는 당뇨 합병증이 무섭기 때문이다. 일반적으로 당뇨 합병증은 일명 "미세 혈관 합병증"이라고도 불리우며 다음과 같이 진행된다:

> - 당뇨병으로 혈당이 높으면 (공복 혈당 126mg/dL이상) 진한 꿀물처럼 혈액의 점성도가 높아져서 끈적끈적해진다

- 그러면 혈액 순환에 지장이 온다
- 더욱이 혈당은 혈액 속의 알부민 등과 결합하여 신경에 혈액을 공급하는 가장 가는 미세한 말초 모세혈관 내부 벽에 염증을 일으켜서 혈관 막힘 현상을 야기 한다
- 혈액 공급이 중단되므로 영양분과 산소공급이 안되어서 신경 조직들이 망가지기 시작한다
- 그래서 심장으로부터 먼 위치해 있는 말초신경이 손상되어서 발과 손의 감각이 둔해지고 저림과 심해지면 조직 괴사가 일어난다
- 소위 '당뇨신경병증' 이 나타난다
- 이어서 모세혈관이 많이 분포되어 있는 눈의 망막 혈관이 손상되고 실명이 된다
- 다음으로 모세혈관 덩어리인 사구체 조직이 모여 있는 신장 혈관의 손상으로 신장 질환이 뒤따른다

당뇨병으로 생기는 주요 합병증은 당뇨 신경병증, 당뇨 망막 병증 그리고 당뇨병성 신장질환이다. 신경 말초혈관의 손상으로 인한 발가락 괴사부터 망막 병증, 그리고 뇌졸증, 그리고 심장 허혈에서 신장 손상까지 몸의 구석구석을 망가지게 하므로 당뇨 합병증을 무서운 침묵의 살인자라고 부른다.

# 제 2 장

## 주요 당뇨 식이요법의 비교 분석

칼로리 식이요법

저항성 전분 식이요법

혈당지수·혈당부하지수 식이요법

저탄수화물 고지방 식이요법

## 제 2 장  주요 당뇨 식이요법의 비교 분석

당뇨병의 예방을 다룬 『혈당을 알면 당뇨병 없이 산다』의[2] 서문에서 다음과 같이 기술하고 있다:

> "만일 몇 시간 내로 기운을 재충전하고 짜증을 가라앉히고, 하루 만에 피로를 풀고 몸무게도 줄일 수 있다면, 더 나아가 심장마비, 뇌졸증, 치매의 위협을 획기적으로 감소시킬 수 있는 약이 있다면, 그것은 마술이거나 특효약일 것이다
> 다행히도 이 놀라운 무엇은 실제로 존재한다
> 이 무엇은 약을 먹거나 마법에 걸리지 않아도 삶을 바꾸어 놓을 수 있다
> 이 무엇은 바로 혈당 조절이다"

이 책에서 당뇨병 걱정없이 살도록 혈당 조절을 위한 식사 방법, 운동법 (걷기와 근력), 그리고 심리요법 세 가지 방법을 구체적으로 제시하고 있다.

누구나 건강 식단을 만들 때 다음과 같은 검사 항목에서 정상인의 표준수치를 유지하려고 노력해야 한다 (표 1-2와 표 2-1):

> 표준체중, 허리 둘레, 당화 혈색소, 식후 혈당, 공복 혈당, 혈중 중성지방, 혈중 고밀도 지방단백질 HDL (High Density Lipoprotein)-콜레스테롤과 저밀도 지방단백질 LDL (Low Density Lipoprotein)-콜레스테롤 및 혈압

특별히 고혈압 및 고지혈증 치료제를 복용하고 있는 당뇨인들은 건강 검진 수치, 표준체중 및 비만도를 정기적으로 체크 해야한다.

### 표 2-1 정상 건강 검진 수치 및 표준체중 및 비만도

| | |
|---|---|
| 혈압 | 수축기 120mmHg 미만<br>이완기 80mmHg 미만 |
| LDL-콜레스테롤 수치* | 100mg/dL 미만 |
| HDL-콜레스테롤 수치 | 40mg/dL 초과 |
| 중성 지방 | 40~200mg/dL |
| 공복 혈당 | 110mg/dL 미만 |
| 식후 혈당 | 140mg/dL 미만 |
| 당화 혈색소 | 4.4~6.0% |

* 심혈관 스텐트 삽입한 경우에는 55mg/dL 미만

혈당 수치를 정상으로 유지할 목적으로 이용되고 있는 다음의 주요 식이요법을 비교 분석했다.

> - 칼로리 식이요법
> - 저항성 전분 식이요법
> - 혈당지수 · 혈당부하지수 식이요법
> - 저탄수화물 고지방 식이요법

## [2-1] 칼로리 식이요법

칼로리를 이용한 식이요법은 당뇨증을 식이요법으로 관리하기 위해서 널리 이용되고 있는 영양학적으로 가장 오랜 역사를 가졌다.

표준 체중, 비만도 및 활동량에 따른 표준 체중 kg당 하루 필요 칼로리(kcal) 로부터 (표 2-2) 하루에 필요한 칼로리를 계산한 후에 식품교환표를 이용해서 식단을 짠다.[3, 4]

표 2-2 표준체중 kg당 하루 필요 칼로리 (kcal)

| 분류 | 가벼운 활동 | 보통 활동 | 심한 활동 |
|---|---|---|---|
| | 사무직, 운전, 의사, 교사, 판매원, 타이핑, 서비스업, 설거지, 연주 | 학생, 경공업, 어부, 가사노동, 걷기, 빨래, 청소, 아이 돌보기 | 농사일, 운동선수, 심한 운동, 등산, 빠르게 달리기, 무거운 짐 운반 |
| 저체중 | 35 | 40 | 45 |
| 정상 | 30 | 35 | 40 |
| 과체중 | 30 | 30 | 40 |
| 비만 | 25 | 30 | 35 |

하루 필요 칼로리= 표준체중 (kg)×활동량에 따른 kg당 하루 필요 칼로리
[예제: 키 170(cm)이고 비만 상태의 사무직 남자인 경우에 표준체중
=1.7(m)×1.7(m)×22=63.6(kg) 이므로 체중조절을 위해서 섭취해야 할
하루 필요 칼로리= 63.6(kg)×25(kcal)=1590(kcal)]

식품에 들어있는 탄수화물과 단백질은 섭취한 후에 각각 1g 당 4kcal, 지방은 1g 당 9kcal의 칼로리를 낸다. 식품교환표는 칼로리를 내는 이들 세 영양소를 기준으로 각 식품들을 곡류군, 어육류군, 채소군, 지방군, 우유군, 과일군의 6가지 식품군별로 나누고 같은 군 내에서는 자유롭게 바꿔 먹을 수 있도록 설정하고 있다. 예로서 하루 필요 칼로리가 2000 kcal 일 경우에 하루에 섭취해야 할 곡류군은 식품교환표에 의하면 10단위이므로 아침 3단위, 점심 4단위, 저녁 3단위로 배분한다.[4]

> 곡류군은 주식으로, 어육류군과 채소군을 부식으로, 지방군은 조리용 기름으로, 우유군과 과일군을 간식으로 해서 총 칼로리 중에 탄수화물 55~60%, 단백질 15~20%, 지방 20~25% 의 비율로 식단이 구성되어 있다 [3]

칼로리를 이용한 식이요법은 다음과 같은 문제가 있다:

- 식품교환표가 상당히 복잡해서 일반인들이 활용하기는 쉽지 않다
- 더욱이 하루 필요한 칼로리가 결정되면 활동량이 서로 다른 아침, 점심, 저녁 세끼를 거의 같은 칼로리 양으로 식단을 짜는 문제가 있다

- 또한 곡류군에 속한 탄수화물 식품이라도 똑같은 양을 섭취한 후에 소화 흡수 속도가 서로 다르면 혈당과 인슐린 상승 속도에 차이가 있음을 고려하지 않았다

## [2-2] 저항성 전분 식이요법

같은 종류의 탄수화물 식품을 섭취한 후에 소화 흡수 속도가 서로 다른 이유는 다음과 같다:

- 탄수화물을 구성하고 있는 전분의 종류에 따라 그 분자 구조가 서로 다르기 때문이다.[5]
- 또한 전분의 소화율은 전분의 물리적 상태, 조리시간과 조리방법에 의해서도 영향을 받는다.
- 조리하는 동안 물과 열에 의해 전분 입자가 호화되고 팽윤되므로 소화 효소가 쉽게 접근하여 소화가 시작된다.
- 전분의 입자 크기를 줄이면 물이 쉽게 흡수되어 소화 효소의 접근이 좀더 용이해진다.

저항성 전분 RS (resistant starch)[6-8] 의 정의는 다음과 같다:

- 화학 구조적으로 소화 흡수율이 매우 낮은 전분이다
- 소화 효소 작용에 저항하기 때문에 소장에서 거의 흡수가 안된다
- 그러나 대장에서 유익한 장내 박테리아의 먹이가 되어 분해되고 부틸산과 같은 짧은 사슬 지방산을 생성 시켜서 대장의 pH 수치를 낮춘다
- 저항성 전분을 섭취하면 혈당의 급상승을 막아주고 위에서 소장을 거쳐 내려오는 속도가 늦기 때문에 조금만 먹어도 포만감이 오래 유지된다
- 저항성 전분은 장내 가스 생성으로 부풀어 오르는 것과 같은 가벼운 부작용을 일으킬 수 있으나 천천히 발효되므로 식이섬유 보다 가스 발생이 적다

『탄수화물 중독자들의 다이어트 (Carblovers Diet)』는[6] 저항성 전분을 이용한 다이어트 원리를 소개하고 있다. 저항성 전분은 체내에서 지방 연소 대사 속도를 가속화하는데 도움을 주므로 지방을 20~25% 더 많이 연소시킬 수 있다. 그래서 복부 지방 세포 및 지방 세포 감소, 근육량 증가, 지방 연소 촉진 등의 이점이 있다.

저항성 전분의 효능은 다음과 같이 요약할 수 있다:

- 비만과 당뇨병 예방에 도움을 줌
- 대장에서 유익균의 먹이가 되어 장내 생태계를 유익균 우위로 바꾸어 장을 건강하게 함
- 장누수증후군이나 대장암의 예방에도 도움을 줌
- 식후 혈당을 떨어뜨려 인슐린 민감성을 개선함
- 혈중 중성지방을 낮추어 고지혈증을 개선함
- 혈중 콜레스테롤 수치를 개선함
- 포만감으로 식욕을 줄이고 체지방을 연소하여 비만을 개선함
- 마그네슘 흡수를 증가시킴
- 비타민D 배설을 막아 비타민D 균형을 잡아줌
- 항염작용을 하고 면역력을 증가시킴

저항성 전분이 많이 들어있는 대표적인 식품은 다음 표 2-3과 같다:

표 2-3 식품 100g에 함유되어 있는 저항성 전분 함량 (g)*

| 식품 | 저항성 전분 | 식품 | 저항성 전분 |
| --- | --- | --- | --- |
| 메밀 | 1.8 | 감자 | 1.3 |
| 흰빵 | 1.2 | 고구마 | 0.7 |
| 통밀빵 | 1.0 | 단 옥수수 | 0.3 |
| 기장 | 1.7 | 얌 | 1.5 |
| 현미 | 1.7 | 구운콩 | 1.2 |
| 백미 | 1.2 | 강낭콩 | 2.0 |
| 통밀스파게티 | 1.4 | 완두콩 | 2.6 |

| 흰스파게티 | 1.1 | 렌틸콩 | 3.4 |
| 누에콩 | 1.2 | 귀리 | 3.6 |

*편집 출처: 쉽게 '저항성 전분'을 섭취하는 노하우 (brunch.co.kr)

또한 베리류 (berry), 사과, 샐러리, 덜 익은 바나나, 브로콜리, 당근 등에도 많이 함유되어 있다. 저항성 전분 RS는 다음과 같이 네 가지로 분류할 수 있다:

- RS1: 도정되지 않은 전곡, 종자류
- RS2: 생감자, 덜 익은 바나나, 생고구마
- RS3: 노화전분으로서 익힌 후 차게 한 밥, 저온처리 전분
- RS4: 화학적으로 구조를 변경한 변성된 전분

이들 중에서 흰밥, 감자, 고구마, 빵 및 파스타 등은 조리한 후에 바로 먹는 것보다 냉장고에 하루 정도 식힌 뒤 다시 데워 먹을 때 저항성 전분의 함량이 높아진다. 재가열 해도 저항성 전분의 양은 줄어들지 않는다. 씨앗류와 콩류는 온도의 영향을 받지 않는 좋은 저항성 전분 식품이다. 혈당을 조절하려면 일반적인 탄수화물 식품의 섭취는 줄이고 저항성 전분이 풍부한 식품의 섭취 비율을 늘려야 한다.[8]

> 그러나 탄수화물을 선택할 때 좋은 가이드라인을 주는 저항성 전분 식이요법은 혈당 수치나 혈당 상승 속도에 대한 구체적인 정보를 제공하지 않는 문제가 있다

### [2-3] 혈당지수 · 혈당부하지수 식이요법

당뇨병 환자에게 가장 좋은 식품을 결정할 목적으로 탄수화물의 소화 흡수 속도를 반영한 식품의 혈당지수 (Glycemic Index = GI)를 이용한 식이요법이 1981년에 처음 제안 되었다.[9]

식품의 혈당지수는 다음과 같이 측정한다:

> 먼저 표준 식품으로서 포도당 (혹은 흰빵)을 먹고 혈당 수치를 측정하고 표준 식품과 같은 양의 탄수화물을 함유한 식품을 먹은 후에 혈당 수치를 측정한 다음 표준 식품의 혈당 수치에 대한 % 비율로 전환한 값이 식품의 혈당지수 값이 된다:
> 식품의 혈당지수 = (식품의 혈당 수치 / 표준 식품의 혈당 수치) × 100

혈당지수는 식품에 들어있는 탄수화물이 얼마나 빨리 분해되어 혈당에 영향을 주는 지를 상대적인 숫자로 표시한 것이다. 예로서 감자의

혈당지수가 90이라고 한다면 포도당 혈당 수치의 90% 정도 혈당이 올라간다는 의미이다.

현재 식품의 혈당지수는 대부분 외국의 데이터를 이용하고 있다.[1, 2, 10-13] 혈당지수 측정법이 세계적으로 표준화 되어 있지 않으므로 같은 식품에 대한 값이 혈당지수 출처에 따라 상당히 상이한 문제가 있다. 그래서 같은 식품의 출처가 서로 다른 혈당지수는 직접 비교할 수 없다.

비교적 최근에 국내외 연구들로부터 얻은 혈당지수 자료를 이용하여 한국인이 상용하는 식품 653개의 혈당지수 값을 설정한 추정치에 대한 보고가 있다 (부록-1 참조).[14] 최근에 한국인이 많이 먹는 50 종류의 탄수화물 식품을 직접 실험 조사한 결과를 보면 (부록-2 참조)[15] 예상한 데로 같은 곡류군에 속한 흰밥의 혈당지수가 69.9 이고 저항성 전분이 많은 보리밥은 35.4 이다 (표 2-4). 또한 같은 탄수화물 식품이지만 조리방법에 따라서 소화 속도가 달라져서 혈당지수를 올릴 수도 낮출 수도 있음을 보여준다. 예를 들면 찐 감자의 혈당지수가 93.6 이고 구운 감자는 78.2 이다. 혈당지수에는 식품에 함유된 탄수화물의 전분 종류, 조리법, 식품의 흡수 및 소화율 등이 반영되어 있음을 알 수 있다.

혈당지수의 값에 따라 다음과 같이 55 이하일 때 저혈당지수 식품, 56~69이면 중혈당지수 식품, 70 이상이면 고혈당지수 식품으로 분류된다 (표 2-4):

## 표 2-4 주요 탄수화물 식품의 혈당지수와 분류*

| 고혈당지수 식품<br>(혈당지수 70이상) | 중혈당지수 식품<br>(혈당지수 56~69) | 저혈당지수 식품<br>(혈당지수 55이하) |
| --- | --- | --- |
| 찐 감자 (93.6) | 찐 호박 (52.1) | 보리밥 (35.4) |
| 쌀죽 (92.5) | 호박죽 (53.0) | 감자튀김 (41.5) |
| 군 고구마 (90.9) | 스파게티면 (55.3) | 칼국수면 (48.2) |
| 군 감자 (78.2) | 메밀면 (59.6) | 소면 (49.0) |
| 찹쌀밥 (75.7) | 호밀식빵 (64.9) | 라면 (49.3) |
| 찐 옥수수 (73.4) | 메밀묵 (65.7) | 수제비 (50.2) |
| 찐 고구마 (70.8) | | |
| 흰식빵 (70.7) | | |
| 흰밥 (69.9) | | |
| 강냉이 (69.9) | | |

* 편집 출처: 2015 농촌 진흥청의 한국인 다소비 탄수화물 식품의 혈당지수와 혈당부하지수: bookcafe069.PDF (rda.go.kr)

혈당지수는 각 식품 중에 들어있는 같은 양의 순수한 탄수화물만을 평가하는 지표이다. 그러나 실제 식사 중에 섭취한 각 식품량에 따라 혈당이 얼마나 올라갈 지는 예측해 주지 못 한다. 이러한 혈당지수의 결점을 보완하기 위해서 개발된 혈당부하지수 (Glycemic Load = GL)는 혈당지수와 실제 먹은 식품량을 함께 고려하여 다음과 같이 계산한다:[10-13]

> 혈당부하지수 = (식품의 혈당지수×1회 섭취 식품량에 함유된 순수한 탄수화물 양)/100

혈당부하지수는 식품의 혈당지수와 1회 섭취량당 순수한 탄수화물량의 함수로서 혈당이 얼마나 빨리 상승하는 지와 식사 후에 총 혈당 수치가 얼마나 될지를 예측하며 혈당을 높이는 음식의 양을 추정해 준다.

혈당부하지수가 10 이하일 때 저혈당부하지수 식품, 11~19 이면 중혈당부하지수 식품, 20 이상이면 고혈당부하지수 식품으로 분류된다 (표 2-5).

표 2-5 한국인 다소비 탄수화물 식품의 혈당지수와 혈당부하지수*

| 식품명 | 혈당지수<br>(저=55이하; 중=56~69;<br>고=70이상) | 혈당부하지수<br>(저=10이하; 중=11~19;<br>고=20이상) |
|---|---|---|
| 찐 감자 | 93.6 (고) | 8.5 (저) |
| 쌀죽 | 92.5 (고) | 25.8 (고) |
| 군 고구마 | 90.9 (고) | 19.8 (중) |
| 군 감자 | 78.2 (고) | 7.1 (저) |
| 찹쌀밥 | 75.7 (고) | 71.5 (고) |

| 식품 | 혈당지수 | 혈당부하지수 |
|---|---|---|
| 찐 옥수수 | 73.4 (고) | 19.4 (중) |
| 찐 고구마 | 70.8 (고) | 15.5 (중) |
| 흰식빵 | 70.7 (고) | 16.7 (중) |
| 강냉이 | 69.9 (고) | 15.0 (중) |
| 흰밥 | 69.9 (고) | 51.2 (고) |
| 메밀묵 | 65.7 (중) | 7.2 (저) |
| 호밀식빵 | 64.9 (중) | 16.3 (중) |
| 메밀면 | 59.6 (중) | 38.2 (고) |
| 스파게티면 | 55.3 (중) | 32.4 (고) |
| 수제비 | 50.2 (저) | 41.2 (고) |
| 감자튀김 | 41.5 (저) | 10.0 (저) |
| 호박죽 | 53 (저) | 13.8 (중) |
| 찐 호박 | 52.1 (저) | 6.6 (저) |
| 소면 | 49 (저) | 33.5 (고) |
| 라면 | 49.3 (저) | 44.6 (고) |
| 칼국수면 | 48.2 (저) | 39.5 (고) |
| 보리밥 | 35.4 (저) | 21.5 (고) |

\* 편집 출처: 2015 농촌 진흥청의 한국인 다소비 탄수화물 식품의 혈당지수와 혈당부하지수: bookcafe069.PDF (rda.go.kr)

위의 표로부터 혈당지수가 높은 식품이라 하더라도 그 식품의 섭취량이 적으면 혈당부하지수가 낮아서 혈당에 큰 영향을 미치지 않는다는 것을 알 수 있다. 예를 들어 찐 감자는 혈당지수가 93.6인 고혈당지수 식품에 해당되지만 1회 섭취량당 함유한 탄수화물량이 적기 때문에 혈당부하지수가 8.5에 불과하다. 고혈당지수 식품의 1회 섭취량을 줄일 수록 혈당부하지수를 더 감소시킬 수 있다. 그러나 1회 섭취량을 2배로 증가시키면 혈당부하지수가 2배가 된다.

혈당부하지수는 식품의 탄수화물 함량과 소화 속도 및 탄수화물 이외의 지방, 식이 섬유 등이 함유되어 있음을 반영해 준다. 혈당 관리를 위한 식단을 짤 때 혈당부하지수가 20 이상인 탄수화물인 경우에 1회 섭취량을 줄이면 혈당 상승도 줄어든다.[16]

당뇨병 여부에 관계없이 혈당지수와 혈당부하지수를 알고 있으면 건강을 위한 혈당 관리 및 더 나은 식단을 짜는데 매우 유용할 것이다. 올바른 식사로 혈당 급상승을 피함으로써 질병을 예방하고 당뇨병을 보다 효과적으로 관리할 수 있기 때문이다.

이제까지 살펴 본 칼로리, 저항성 전분 그리고 혈당지수·혈당부하지수 세 가지 식이요법의 특징은 다음과 같다:

- 어떤 종류의 탄수화물을 섭취해야 혈당을 조절할 수 있는지에 집중하고 있다
- 탄수화물 섭취는 60% 정도 유지하고 단백질과 지방 섭취는 20~25%로 낮춘 저지방 식이요법이다

당 분자가 6개이상 결합돼 있는, 소화 흡수가 느리거나 낮은 다당류는 좋은 탄수화물로서 혈당지수가 55미만이고 혈당부하지수는 10이하의 정제되지 않은 통곡물이다.

지난 수십년 동안 지방이 심장병과 같은 성인병의 주 원인이 된다고 해서 저지방 식사를 해왔다. 저지방 식사는 혈중 콜레스테롤을 조절해서 동맥경화를 예방하기 위한 것이나 오히려 역효과가 있음이 조금씩 밝혀지고 있다.[1,16]

탄수화물의 과식으로 인한 비만 치료를 다루고 있는 『Always Hungry?』(항상 배고픈 가요?)[1]에서는 비만증을 치료하는 획기적인 식이요법을 다음과 같이 소개 하고 있다:

> "혈당과 인슐린 수치를 낮추면 지방 세포가 다시 프로그래밍되어 비축된 과잉 지방의 신진대사가 촉진되면서 살이 빠진다 이 원리에 기초해서 지방 세포를 직접 표적으로 하는 3단계 프로그램으로 다이어트를 한다"

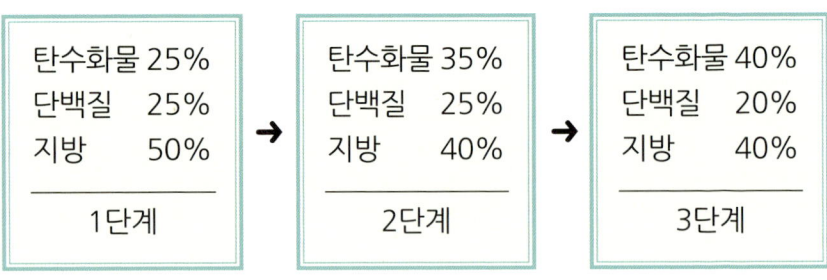

1 단계에는 탄수화물 섭취를 25%로 줄이고 반면에 지방 섭취는 50%로 증가 시켰다. 2 단계에는 탄수화물과 지방 섭취를 35%와 40%로 각각 조정하고 마지막 3 단계에서 똑같이 40%로 조절했다. 결과적으로 지방 세포는 과도한 칼로리를 방출하고 배고픔 없이 체중이 줄어들었다.

좋은 지방이 풍부한 음식은 포만감을 느끼는 데 도움이 되며 혈당과 인슐린 수치를 높이지 않는다. 인슐린 수치가 높거나 낮지 않으면 혈당이 더 안정되고 신체가 지방 세포에 저장되어 있는 지방을 에너지원으로 사용하게 된다.

### [2-4] 저탄수화물 고지방 (저탄고지) 식이요법

비만증 치료를 위해서 개발된 저탄고지 식이요법은 탄수화물의 섭취를 지방보다 줄여서 우리 몸이 지방을 에너지원으로 사용할 수 있게 유도하고 쌓여 있는 체지방을 지속적으로 연소시키는 전략이다.[16-21] 최근 국내에서도 굶지 않고 건강하게 살 빼는 비법을 제안한 『기적의 식단 저탄수화물 고지방 다이어트의 비밀』은[16] 특별히 한국인을 위한 저탄고지 가이드북 이다.

저탄고지 식이요법에서는 칼로리를 내는 세 영양소의 섭취 비율을 다음과 같이 조정한다:

> 단백질 비율은 20~25%로 고정시키고 지방 섭취를 70% 이상으로 높이고 탄수화물은 20% 이하로 낮춘다

　최근 저탄고지 식이요법에서는 체중감소 목적으로 탄수화물 함량이 높은 곡물류를 식단에서 완전히 배제하기 시작했다. 탄수화물 섭취를 줄여서 비만 호르몬 인슐린 저항성을 낮추고자 하는 것이 주 목적이므로 탄수화물 함량이 낮은 견과류, 과일류, 채소류로 대체하고 있다 (표 2-6).

표 2-6 견과류, 과일, 채소류 100g당 탄수화물 함량 (g)*

| 견과류 | g | 과일 | g | 채소 | g | 기타 | g |
|---|---|---|---|---|---|---|---|
| 파칸 | 4 | 베리 | 5 | 샐러리 | 1 | 당근 | 7 |
| 브라질 넛트 | 4 | 딸기 | 6 | 시금치 | 1 | 양파 | 8 |
| 마카데미아 | 5 | 레몬 | 6 | 상추 | 2 | 완두콩 | 9 |
| 헤이즐넛트 | 7 | 코코넛 과육 | 6 | 아보카도 | 2 | 렌즈콩 | 12 |
| 호두 | 7 | 자두 | 7 | 올리브 | 3 | 감자 | 15 |
| 땅콩 | 8 | 복숭아 | 9 | 양배추 | 3 | 구운 콩 | 16 |
| 아몬드 | 9 | 밀감 | 10 | 컬리플라워 | 3 | 옥수수 | 16 |
| 잣 | 9 | 체리 | 10 | 케일 | 3 | 고구마 | 17 |
| 피스타치오 | 15 | 수박 | 10 | 오이 | 3 | 퀴노아 | 18 |
| 캐셔넛트 | 22 | 파인애플 | 12 | 돼지 호박 | 3 | | |
| | | 블루베리 | 12 | 가지 | 3 | | |
| | | 사과 | 12 | 토마토 | 3 | | |
| | | 배 | 12 | 녹색파프리카 | 3 | | |
| | | 망고 | 13 | 붉은파프리카 | 4 | | |
| | | 포도 | 16 | 브로콜리 | 4 | | |
| | | 바나나 | 20 | 그린 빈 | 4 | | |

*편집 출처: 탄수화물 참조표 Carbohydrate-reference-tables.pdf (wchc.nhs.uk)

극단적인 형태의 저탄고지 식이요법인 키토제닉 식이요법은 탄수화물 섭취를 5% 이하로 줄여서 탄수화물은 최대한 먹지 않고 단백질은 적당 량 섭취하며 포화지방을 충분히 먹어서 지방으로부터 공급되는 케톤체를 사용하는 식이요법이다.[22, 23]

키토제닉 식이요법은 간질 치료에 처음 시도 되었으나[23] 칼로리가 매우 높은 동물성 포화 지방을 집중적으로 섭취하므로 장기적인 효과와 안정성이 입증되어야 한다.

## [2-5] 지방 섭취 문제

혈당과 함께 정상인 표준 수치로 조절해야 할 성분이 혈중에 있는 콜레스테롤과 중성지방이다 (표 2-1). 대사증후군의 위험 요인이 되는 혈중 콜레스테롤에 대한 경고는 다음과 같다:

> 콜레스테롤은 우리 몸에 필요한 동물성 지방의 한 형태로서 뇌와 인체 조직을 구성하는 중요한 요소이지만 정상 수치를 초과하면 혈관에 쌓여서 고지혈증을 포함한 각종 대사증후군을 일으킨다 혈중 콜레스테롤을 10% 낮추면 심장질환에 의한 사망률은 20%, 심근경색 발생률은 17% 정도 낮아지며 심근경색증 및 심혈관질환에 의한 사망 등 관상동맥 경화증 관련 사고도 23% 이상 낮출 수 있다

혈중에 있는 고지혈증에 영향을 주는 주요 세 가지 지방 성분과 그 기능은 다음과 같다:

- 고밀도 지방단백질 (HDL)-콜레스테롤: 혈액 및 조직 속에 있는 콜레스테롤을 제거하여 동맥경화를 예방하는 좋은 콜레스테롤
- 저밀도 지방단백질 (LDL)-콜레스테롤: 혈관 벽에 침착 되어서 동맥경화증을 촉진해 심장병과 뇌졸중을 일으키는 나쁜 콜레스테롤
- 중성지방 (트리글리세라이드): 과다하게 증가하였을 경우 혈관 벽에 침착 되어서 동맥경화를 유발함

식이요법을 통해서 나쁜 LDL-콜레스테롤과 중성지방 수치는 낮추고, 좋은 HDL-콜레스테롤 수치는 높게 관리해야 한다. 이 문제를 적극적으로 해결하기 위해서 맛있는 요리를 먹으면서 콜레스테롤 감소 작전을 다루고 있는 『먹어서 개선하는 콜레스테롤』은[25] 콜레스테롤과 중성지방에 대한 정보와 함께 예방법, 건강과 영양, 맛을 갖춘 저콜레스테롤 건강 레시피 100가지를 수록하고 있다. 또한 콜레스테롤과 중성지방을 줄이기 위해서 시간을 정해서 규칙적으로 식사하고 80%의 포만감을 상한선으로 두고 먹으며 식이섬유가 많은 음식부터 먼저 먹는 것을 권장하고 있다.

혈중 콜레스테롤 수치에 직접 영향을 주는 식품에 함유된 지방은 지질과 기름을 통칭하며 포화지방, 불포화지방, 트랜스지방으로 분류된다. 세가지 지방은 글리세롤에 결합된 지방산에 의해서 결정된다.

어떤 지방을 섭취해야 혈중 콜레스테롤을 정상치로 유지할 수 있을까?

### [2-5-1] 동물성 포화지방 섭취

포화지방의 특성은 다음과 같다:

- 글리세롤에 탄소가 수소로 전부 포화된 포화지방산이 결합해 있다
- 상온에서 고체나 반고체 상태이다
- 주로 동물성 지방 식품에 많다
- 식물성 기름 중에는 코코넛 기름, 팜유에 함량이 높다

동물성 포화 지방을 과다 섭취할 경우 LDL-콜레스테롤 수치를 높이고 HDL-콜레스테롤의 수치는 감소시켜 심혈관 질환이나 뇌졸중 발병 위험을 높인다. 그래서 종래의 저지방 식이요법은 동물성 포화 지방 섭취를 25% 미만으로 제한하고 있다. 그러나 점차 이 주장에 대한 의학적인 연구 반론이 대두되고 있다.[1,16,,26,27]

반면에 지방 섭취가 70% 이상의 저탄고지 식이요법에서는 모든 동물성 포화 지방은 건강에 매우 좋은 지방으로서 심장 질환 위험 증가와 관련이 없고 고탄수화물 섭취로 인한 인슐린 저항성이 문제라고 주장한다. 그러나 저탄고지법을 실천할 때 동물성 포화 지방이 많은 비계, 버터보다는 올리브 오일, 아몬드유를 포함한 아몬드, 연어 등을 먹는 것이 건강에 이롭다는 저탄고지 전문가의 의견도 있다.[22,24]

콜레스테롤은 식물성 지방에는 없고, 동물성 지방에만 있으며 특히 간 및 내장, 달걀노른자, 오징어, 생선 알, 굴, 새우 등에 많다. 심장병의 위험 요소가 없다면 콜레스테롤 섭취를 하루 300mg 이하로 제한하지만 심장병의 위험 요소가 있는 경우에는 200mg 이하로 권장하고 있다. 식품중의 콜레스테롤과 지방 함량을 참고해서 식품 선택 및 1일 섭취량을 잘 조절해야 한다 (부록-3 참조).

## [2-5-2] 식물성 포화 지방 MCT 오일 섭취

콜레스테롤이 없는 식물성 코코넛 기름에 들어 있는 포화 지방 중에 MCT (Medium Chain Triglycerides = 중간 사슬 중성지방) 오일의 대사 과정이 상세히 밝혀지면서 고지방 섭취를 할 수 있게 되었다.[28–32] 탄소 수가 6-12개로 된 중간 크기의 짧은 MCT 오일의 대사 과정이 탄소 수가 13-21개로 된 LCT (Long Chain Triglycerides = 긴사슬 중성지방산) 오일과 매우 다르다.[28]

LCT 오일은 섭취된 후에 여러 단계에 걸쳐서 분해된 뒤에 림프계를 통해서 간으로 이동해서 일부는 에너지 원으로 쓰이고 일부는 체지방으로 저장된다. 그러나 MCT 오일은 탄소 분자 구조가 짧아서 물에 대한 용해도가 상대적으로 높기 때문에 여러 단계를 거친 소화 과정 없이 (담즙이나 췌장 효소가 필요 없음) 바로 간에 이동해서 장기와 근육에서 즉시 사용될 수 있는 연료로 전환되어 신체의 활력을 높여 주며 체지방으로 저장되지 않는다. MCT 오일은 에너지를 내는 지방이라서 한 숟가락만 섭취해도 포만감을 느낄 수가 있다. MCT 오일은 뇌로 이동해서 포도당의 대체 에너지원으로 작용할 수 있는 케톤체로 전환될 수 있어서 뇌기능 개선에 효과적인 것으로 알려져 있다.[30] 또한 MCT 오일은 세포내의 미토콘드리아 기능을 향상시켜서 죽상 경화증, 당뇨병, 암, 심혈관 질환 등과 같은 질병의 위험을 줄이는 깨끗한 연료이다.[31]

### [2-5-3] 불포화지방 섭취

불포화지방은 글리세롤에 탄소가 수소로 전부 포화되지 않고 일부 시스 상태로 있는 불포화지방산이 결합해 있고 상온에서 액체 상태이다. 주로 식물성 기름에 들어있다.

불포화지방은 콜레스테롤 수치를 떨어뜨려 혈액순환을 돕고 혈관질환을 예방하는 데 도움을 준다. 그래서 혈액순환을 돕는 착한 지방이라고 불리운다. 불포화지방의 특성과 주요 기능은 다음과 같다:

- 주로 몸의 세포막을 형성하며, 뇌에 가장 많이 분포돼 있다
- 부족할 경우 건망증, 과잉행동장애, 우울증 등이 나타날 수 있다
- 오메가-3 계열, 오메가-6 계열, 오메가-9 계열로 나뉜다
- 오메가-3 계열은 염증과 혈액응고를 억제하는 기능을 하며 부족하면 세포가 경직되고 염증이 생기기 쉽다
- 오메가-6 계열은 나쁜 균이 들어오면 염증 반응을 일으켜서 균이 제거 되도록 돕고 출혈 시에 피를 멈추게 하는 기능을 하며 부족하면 모발 성장과 피부 세포에 문제가 생길 수 있다
- 오메가-9 계열은 혈중 콜레스테롤을 낮추고, 동맥경화 촉진을 억제한다

오메가-3 계열과 오메가-6 계열 지방산은 체내에서 합성되지 않기 때문에 음식을 통해서 섭취해야 하는 필수 지방산이다. 오메가-6 지방산은 혈중 콜레스테롤 수치를 낮추지만 과량 섭취하면 좋은 HDL-콜레스테롤 수치를 낮추는 문제가 있다. 또한 오메가-3 지방산과 오메가-6 지방산이 서로 반대의 기능을 하므로 오메가-3 계열과 오메가-6 계열 불포화 지방산의 섭취 비율을 1:1~4 정도로 유지하는 것이 좋다.

오메가 3-지방산은 연어, 꽁치, 정어리, 고등어, 삼치 같은 등푸른 생선과 견과류, 냉이, 아욱, 케일, 쑥, 미나리와 같이 잎이 많은 채소, 해조류 등에 풍부하다.

주요 식용유별 지방성분 구성비를 보면[33] 포화지방산이 상당량 포함되어 있음을 알 수 있다. 오메가 지방산 함량 비율 (표 2-7)과 함께 살펴보면 오메가-6 지방산은 주로 옥수수유, 콩기름, 참기름, 포도씨유 등에 풍부함을 알 수 있다. 올리브유, 카놀라유, 아보카도유 등에는 오메가-3 지방산과 오메가-6 지방산 둘다 적지만, 오메가-9 지방산이 많이 들어있다. 들기름과 아마씨기름에 오메가-3 지방산 함량이 매우 높다.

### 표 2-7 오메가 지방산의 효능과 주요 오일의 함량 비율

| | 오메가-3 | 오메가-6 | 오메가-9 |
|---|---|---|---|
| 효능 | 혈행 개선<br>혈전 억제<br>심뇌혈관 질환예방 | 염증 유발<br>혈액 응고<br>혈관수축 | 콜레스테롤 저하<br>동맥경화 억제 |
| 올리브유 | 1 | 6 | 75 |
| 포도씨유 | 1 | 74 | 15 |
| 옥수수유 | 1 | 34 | 23 |
| 콩기름 | 7-10 | 55 | 25 |
| 카놀라유 | 10 | 20 | 60 |
| 참기름 | 0.3 | 44 | 41 |
| 들기름 | 60 | 15 | 17 |

* 편집 출처: 건강한 기름 선택방법 : 네이버 블로그 naver.com)

대부분의 식용유는 오메가-6 지방산 비율이 오메가-3 지방산 비율보다 매우 높다. 그래서 식용유 섭취가 증가함에 따라 이 비율이 1:20에서 1:30으로 증가하고 있다. 따라서 오메가-3을 보충해서 권장 섭취 비율을 맞추어야 한다. 오메가-3의 주요 식품인 연어, 꽁치, 정어리, 고등어, 카놀라유, 들기름 등의 섭취를 통해서 조절할 수 있다.

사차인치를 제외하고 대부분의 견과류는 오메가-6지방산의 함량이 오메가-3 지방산 보다 훨씬 많다.[34]

### [2-5-4] 트랜스지방 섭취 문제

트랜스지방은 앞서 설명한 불포화지방과는 달리 글리세롤에 탄소가 수소로 전부 포화되지 않고 일부 트랜스 상태로 있는 불포화지방산이 결합해 있다. 트랜스지방은 포화지방보다 인체에 더욱 해로운 매우 나쁜 지방이다. 그 이유는 다음과 같다:

> - LDL-콜레스테롤의 혈중 농도를 높이는 반면 HDL-콜레스테롤의 농도는 감소시킨다
> - 관상동맥질환이나 동맥경화 등의 혈관 질환을 더욱 악화시킨다
> - 전립선암·위암·대장암 같은 암 유발한다
> - 몸 속으로 일단 들어오면 좋은 불포화지방을 밀어내고 그 자리를 차지한 후에 쉽게 배출되지 않는다

지방 중에서 한 방울이라도 먹어서 좋을 것이 없는 지방이 바로 트랜스지방이다. 트랜스지방은 자연에는 매우 드물고 액체 상태의 식물성 지방에 수소를 첨가해 고체 상태로 인위적으로 만든 가공된 지방이

다. 음식을 고소하고 바삭하게 만들며 식품 유통기한을 늘려주기 때문에 가공식품에 많이 쓴다. 또한 가정에서 식용유를 반복해서 사용하거나 높은 온도에서 튀기거나 볶으면 트랜스지방으로 잘 변한다.

트랜스지방이 함유된 대표적인 음식은 마가린, 쇼트닝에 많으며 팝콘, 도넛, 페이스트리, 케이크, 감자튀김, 치킨, 머핀, 햄버거, 피자, 튀김류 등이다.

WHO (세계보건기구)는 성인 일인당 하루 섭취량을 2.2g으로 제한하고 있지만, 전문가들은 트랜스지방이 인체에 무척 해롭기 때문에 섭취 자체를 금하는 것이 좋다고 말한다. 트랜스지방이 포화지방보다 2배 정도 건강에 더 나쁘다고 밝힌 연구결과도 있다.

트랜스지방 섭취를 줄이는 팁은 다음과 같다: [35]

- 가공식품보다는 자연식품을 이용할 것
- 음식 조리 시 마가린 대신 참기름, 들기름, 올리브유 등을 사용할 것
- 팝콘, 소시지 등 반조리용 식품을 과다 섭취하지 말 것
- 밖에서 사 먹는 튀긴 음식 섭취를 자제할 것
- 식용유는 밀봉해서 어두운 곳에 보관할 것
- 볶음밥, 오므라이스 등 마가린이 많이 들어가는 음식을 많이 먹지 말 것
- 빵을 선택할 때는 다소 거친 식감이 느껴지는 빵을 선택할 것
- 치킨은 가급적 껍질을 벗기고 먹을 것

- 치킨은 가급적 껍질을 벗기고 먹을 것
- 라면은 한번 삶고 버린 후 새로운 물에 조리해 먹을 것
- 가공식품 라벨의 영양성분표시에서 트랜스지방, 포화지방 함량이 적은 것을 선택할 것

### [2-6] 단백질 섭취 문제

모든 식이요법에서 단백질 섭취율을 20~25%로 고정시키고 있다. 단백질도 혈당과 체중에 매우 큰 영향을 준다. 과다한 단백질 섭취는 다음과 같은 문제를 야기 한다: [36]

- 체내에 남은 아미노산은 단백질로 저장되지 않고 인슐린을 필요 이상으로 많이 분비하게 해서 지방으로 전환 되어서 체지방으로 축적된다
- LDL-콜레스테롤을 증가시킨다
- 단백질 분해산물인 요소를 처리하는 신장에 무리한 부담을 주어서 신장기능을 약화시킨다
- 소변 내로 칼슘 배설이 증가되어 골다공증이 유발된다
- 장 운동을 억제하여 변비를 일으킨다

신장병 등 건강의 문제가 없을 때 1일 단백질 적정 섭취량은 건강한 성인 체중 1kg당 0.8에서 1g 정도이다.[36] 예로서 몸무게가 70kg이면 단백질 적정 섭취량은 56~70g이다. 식품의 1회 섭취량에 해당된 단백질 함량을 참고해서 1일 섭취량을 잘 조절해야 한다 (부록-4 참조).[37]

### [2-6-1] 동물성 단백질 섭취

단백질 중에서 필수 아미노산을 모두 함유한 동물성 단백질은 영양학적으로 그리고 섭취 후에 소화 흡수에서도 식물성 단백질보다 우수하며 근육 생성에 큰 도움이 된다. 그러나 심혈관 질환을 초래하는 포화지방과 콜레스테롤 함유량이 많은 동물성 단백질은 육류 (쇠고기, 돼지고기, 닭고기 등), 난류 (달걀, 메추리알 등), 어류, 유제품 (우유, 요구르트, 치즈 등)에 들어있다. 그래서 지방이 적은 닭가슴살과 불포화지방산이 풍부한 등푸른 생선이 좋은 동물성 단백질 식품으로 추천되고 있다.

### [2-6-2] 식물성 단백질 섭취

콜레스테롤이 없는 식물성 단백질은 모든 필수 아미노산을 제공하지 못 하므로 동물성 단백질과 같은 양의 비율로 섭취 할 것을 권장하고 있다. 비교적 소화 흡수도가 높은 식물성 단백질 식재료에는 두부, 된장, 콩단백 추출물 등이 있다.

## [2-7] 식이섬유 섭취

식이섬유는 소화되지 않고 대장으로 들어가 일부 장내 박테리아에 의해서 산과 가스로 만들어지고 대부분 대변으로 배설된다. 식이섬유는 물에 안 녹는 불용성 식이 섬유와 물에 녹는 수용성 식이섬유로 구분된다.

불용성 식이섬유는 주로 곡류, 채소, 견과류, 과일 껍질 등에 상당량 함유되어 있으며 대장에서 다음과 같은 작용을 한다:[38]

- 수분을 흡수해서 변의 수분 함량을 늘리고 대장의 연동운동을 촉진해서 변비증, 다발성 게실증, 과민성 장 증후군 등을 완화시킨다
- 대장내 여분의 염분을 흡착 배출해서 혈압 조절을 돕는다

수용성 식이섬유는 주로 해조류 (김, 미역, 다시마 등)에 들어있는 알긴산과 푸코이단, 버섯류, 과일에 들어 있는 실리움, 베타글루칸, 펙틴, 구아검, 돼지감자 및 야콘에 들어 있는 이눌린 등이다. 수용성 식이섬유의 역할은 다음과 같다:

> (1) 소장 내에서 젤과 같은 형태로 점성 변화를 초래하기 때문에 탄수화물의 소화와 흡수를 느리게 하여 혈당이 천천히 상승하게 되어 체내 인슐린 요구량을 낮춘다
> (2) 소장 안을 천천히 이동하면서 콜레스테롤과 담즙을 흡착해서 대장으로 운반하여 체외로 배출시키므로 간에서 담즙 보충을 위해 콜레스테롤을 사용하게 해서 혈중 콜레스테롤을 줄인다
> (3) 대장에서 비피더스균과 같은 유익한 균의 먹이가 되고 장내 증식을 도와 유해한 균의 증식을 막는다

심혈관 질환 예방과 치료를 위한 하루 총 식이섬유 섭취 권장량은 20~30g 이며 이 중에서 반 이상을 수용성 식이섬유로 섭취할 것이 권장되고 있다.

### [2-8] 소금 섭취 문제

소금을 필요 이상 과잉 섭취하면 무엇이 문제일까?

과다한 소금 섭취로 체내에 나트륨의 농도가 높아지면 다음과 같은 다양한 질병들이 초래된다: 심장병, 뇌졸중, 고혈압, 만성 신부전, 위암, 골다공증 등. 또한 뇌기능이 떨어져 치매 발생위험도가 커진다.
세계보건기구 (WHO)에서 권장하는 하루 소금 섭취량은 5g 미만이

다 (나트륨으로 환산하면 2000mg 에 해당됨). 일반적으로 한국인 섭취량은 권장량보다 3배정도를 섭취하고 있다. 특히 소금 과다 섭취는 당뇨 합병증의 최악의 식습관이다. 소금의 나트륨이 혈관 내피 세포를 자극해서 혈관의 탄력을 잃게 해서 수축시킨다. 동시에 나트륨은 혈관 내 수분을 증가시키므로 혈관 내부 압력을 높인다. 그래서 고혈압이 되면서 혈관이 터져서 뇌졸증에 노출된다. 그러면 당뇨병 치료가 더욱 어렵게 된다. 국내 연구진에 의해서 하루 나트륨 2,000mg 섭취하면 체중, 혈압, 혈당과 인슐린 저항성까지 낮아진다는 연구 결과가 보고 되었다.[39] 그러면 당뇨관리 효과가 높아진다.

나트륨 섭취를 줄이는 팁은 다음과 같다:[40-42]

- 소금 대신 천연 향신료 (멸치, 새우, 레몬, 식초, 생강, 카레, 겨자, 후추, 다시마, 파슬리 등) 사용하기
- 국이나 찌개의 국물 섭취하지 않기
- 먹기 직전에 간 맞추기
- 김치를 적정 염도로 담기
- 외식할 때 싱겁게 소스는 따로 주문
- 염분이 적은 식품을 선택하기
- 가공식품 피하기
- 나트륨 배출을 도와주는 칼륨이 풍부한 신선한 과일과 채소를 섭취하기
- 식품성분표에서 소금 함유량 (140mg 이하)이 적은 제품 선택하기

최근 식품의약품안전처에서 국물을 섭취하는 20가지 외식 메뉴 중에서 한 끼 식사의 나트륨 함량이 가장 높은 음식이 짬뽕 이라고 보고했다 (표 2-8). 대부분 한 끼 식사의 나트륨 함량이 하루 권장량 2,000mg을 초과함을 알 수 있다. 일반적으로 면류의 나트륨 함량 분포는 면에 25~44%, 국물에 56~75% 이므로 국물을 먹는 것을 금하고 있다.

외식으로 섭취하는 음식은 일반적으로 가정식에 비하여 나트륨 함량이 대체로 높기 때문에 외식 할 떼 메뉴 별 나트륨 함량을 확인하고 선택하는 것이 필요하다.

### 표 2-8 순위별 주요 20개 인기있는 외식 1인분 중량의 나트륨 함량*

| 순번 | 음식명 | 분류 | 1인분 중량 (g) | 1인분 나트륨 (mg) |
|---|---|---|---|---|
| 1 | 짬뽕 | 면류 | 1,000 | 4,000 |
| 2 | 우동(중식) | 면류 | 1,000 | 3,396 |
| 3 | 간장게장 | 장아찌류 | 250 | 3,221 |
| 4 | 열무냉면 | 면류 | 800 | 3,152 |
| 5 | 김치우동 | 면류 | 800 | 2,875 |
| 6 | 소고기육개장 | 국류 | 700 | 2,853 |
| 7 | 짬뽕밥 | 밥류 | 900 | 2,813 |
| 8 | 울면 | 면류 | 1,000 | 2,800 |
| 9 | 기스면 | 면류 | 1,000 | 2,765 |
| 10 | 삼선우동 | 면류 | 1,000 | 2,722 |
| 11 | 간자장 | 면류 | 650 | 2,716 |
| 12 | 삼선짬뽕 | 면류 | 900 | 2,689 |
| 13 | 부대찌개 | 찌개류 | 600 | 2,664 |
| 14 | 굴짬뽕 | 면류 | 900 | 2,662 |
| 15 | 알탕 | 탕류 | 700 | 2,642 |
| 16 | 감자탕 | 탕류 | 900 | 2,631 |
| 17 | 삼선자장면 | 면류 | 700 | 2,628 |
| 18 | 물냉면 | 면류 | 800 | 2,618 |
| 19 | 동태찌개 | 찌개류 | 800 | 2,576 |
| 20 | 김치라면 | 면류 | 650 | 2,532 |

* 편집 출처: 2019.12.09 등록 식품의약품안전처〉통계〉정보그림 뉴스〉정보그림 뉴스 | 식품의약품안전처 (mfds.go.kr)

# 제 3 장

## 당뇨관리와 예방을 위한 식이요법과 식재료의 최적 선택

- 저항성 전분 함량이 많아서 혈당지수, 혈당부하지수가 낮은 좋은 탄수화물 식재료
- 콜레스테롤이 적은 좋은 단백질 식재료
- 좋은 식물성 포화지방과 불포화지방 식재료
- 좋은 수용성 식이 섬유 식재료
- 비타민과 무기질을 공급하는 좋은 채소류, 견과류와 과일류

## 제 3 장  당뇨관리와 예방을 위한 식이요법과 식재료의 최적 선택

혈당과 혈중 콜레스테롤 수치를 동시에 관리 해야할 당뇨인과 당뇨를 예방하고자 하는 일반인들의 건강한 식단을 짜기 위해서 주요 식이요법을 제 2장에서 비교 분석해 보았다. 그 결과 다음과 같은 사실을 확인할 수 있었다:

- 칼로리, 저항성 전분 그리고 혈당지수·혈당부하지수법은 지방 섭취율 (20~25%)이 탄수화물 섭취율 (60~65%) 보다 3배 정도 낮은 고탄수화물·저지방 식이요법이다
- 저탄고지법, 키토제닉법은 지방 섭취율 (≥70%)이 탄수화물 섭취율 (5~20%) 보다 3배 이상 높은 저탄수화물·고지방 식이요법이다

### [3-1] 당뇨관리와 예방을 위한 식이요법 선택

고탄수화물·저지방 식이 요법인 저항성 전분 및 혈당지수·혈당부하지수 식이요법을 적용해본 결과 혈중 콜레스테롤 수치는 정상으로 유지되었다. 이것은 동물성 지방 섭취를 줄였기 때문이다. 그러나 식후 혈당을 정상 수준으로 맞추려고 탄수화물 섭취를 계속 줄인 결과 체중이 표준체중 이하로 줄어들고 체력이 현저히 떨어졌다. 그래서 정상 혈

당을 유지하기 위해서 탄수화물 섭취량은 그대로 유지하고 단백질 섭취를 조금 높였다. 그리고 콜레스테롤 수치를 높이지 않는 식물성 지방 섭취를 늘렸다. 그 결과 극단적인 형태의 케토제닉 식이요법보다 훨씬 완화한 저탄수화물 식이요법을 선택하게 되었다.

식단을 짜기 위해서 부록-1부터 부록-6을 이용해서 다음의 식재료를 탐색한다:

- 저항성 전분 함량이 많아서 혈당지수, 혈당부하지수가 낮은 좋은 탄수화물 식재료
- 콜레스테롤이 적은 좋은 단백질 식재료
- 좋은 식물성 포화지방과 불포화지방 식재료
- 좋은 수용성 식이 섬유 식재료
- 비타민과 무기질을 공급하는 좋은 채소류, 견과류와 과일류

### [3-2] 좋은 탄수화물 식재료 선택

저항성 전분을 제외한 탄수화물은 섭취량의 90~100%가 포도당으로 전환되어 직접적으로 혈당을 상승시키며 인슐린이 분비되도록 하는 성분이다. 포도당, 과당과 같이 소화 및 흡수가 빠른 단순당은 혈당지수가 높은 나쁜 탄수화물로서 혈당스파이크와 인슐린 저항성을 일으켜

서 비만과 당뇨병의 원인을 제공한다. 당 분자가 6개이상 결합돼 있는 소화 및 흡수가 느린 다당류는 좋은 탄수화물로서 혈당지수가 55 미만이고 혈당부하지수는 10 이하의 정제되지 않은 통곡물과 콩이다 (그림 3-1).

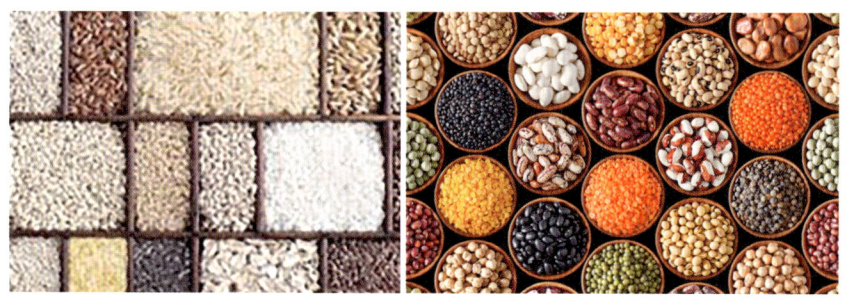

그림 3-1 다양한 통곡물 (왼쪽)과 콩류 (오른쪽)

혈당지수가 낮은 곡물을 한가지 첨가하면 그 식사 전체의 혈당지수가 낮아진다. 그래서 좋은 탄수화물 식품으로서 부록-1을 참조하여 저항성 전분이 풍부하게 함유된 곡류를 혼합해서 혼합 곡물과 또한 크기가 비슷한 세 가지 콩을 혼합해서 혼합 콩을 다음과 같이 각각 조제한다 (그림 3-2):

1. 혼합 곡물: 혈당지수 48 보리: 57 귀리: 48 율무: 맛을 위해서 혈당지수가 70 백미 = 3:3:1:1 비율로 섞음
2. 혼합 콩: 혈당지수가 모두 37인 쥐눈이 콩, 팥, 녹두를 같은 비율로 섞음

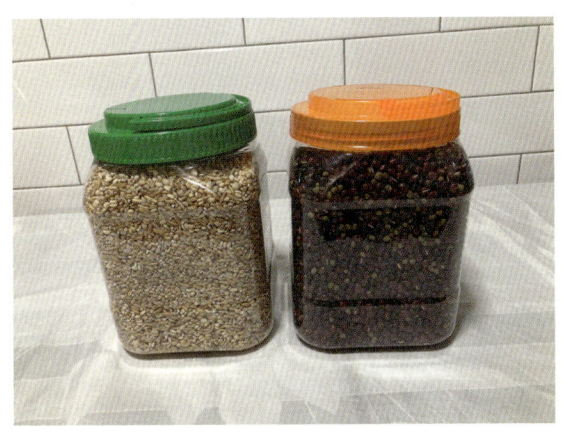

그림 3-2 선택한 좋은 탄수화물 식재료: 혼합 곡물 (왼쪽)과 혼합 콩 (오른쪽)

잡곡밥은 혼합 곡물과 혼합 콩을 같은 비율로 섞어서 조리한다. 밥을 한 후에 냉장고에 하루 정도 식혀서 저항성 전분의 함량을 높인다. 먹을 때 재가열해도 저항성 전분의 함량은 변하지 않는다.

### [3-3] 좋은 단백질 식재료 선택

좋은 동물성 단백질 식재료로 포화지방과 콜레스테롤 함유량이 적은 닭가슴살과 불포화지방산이 풍부한 등푸른 생선이 추천되고 있다 (참조: [2-7-1]). 육류를 선호하는 경우에 부록-3을 참조하여 비교적 콜레스테롤과 지방 함량이 적은 쇠고기 사태살, 저지방 닭가슴살, 돼지 등심 그리고 달걀, 달지않은 요구르트, 무지방 우유를 동물성 단백질 식재료로 선택한다 (그림 3-3).

쇠고기 사태살과 돼지 등심의 지방질은 압력솥에서 익힐 때 대부분 제거될 수 있다.

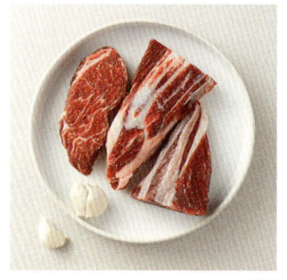
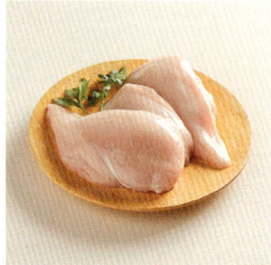
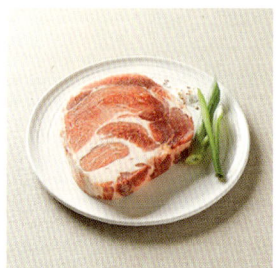
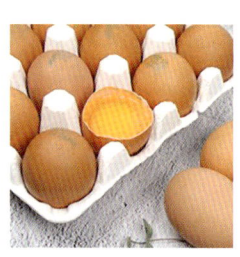
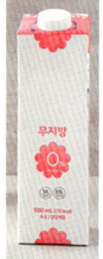

그림 3-3 동물성 단백질 식재료로 선택한 왼쪽부터 쇠고기 사태살, 저지방 닭가슴살, 돼지 등심, 아래는 달걀, 무지방 우유

어류 중에서 오메가-3 불포화 지방산이 풍부한 연어, 삼치, 고등어를 선택한다. 패류 중에서는 저지방이면서 콜레스테롤 함량이 적고 단백질과 무기질 및 비타민이 풍부한 굴, 홍합, 바지락을 선택한다 (부록 -3 참조). 그리고 건어물에서는 단백질 함량이 매우 높은 황태채, 단백질과 칼슘이 풍부한 뱅어포, 칼슘이 풍부한 잔멸치를 선택한다 (그림 3-4).

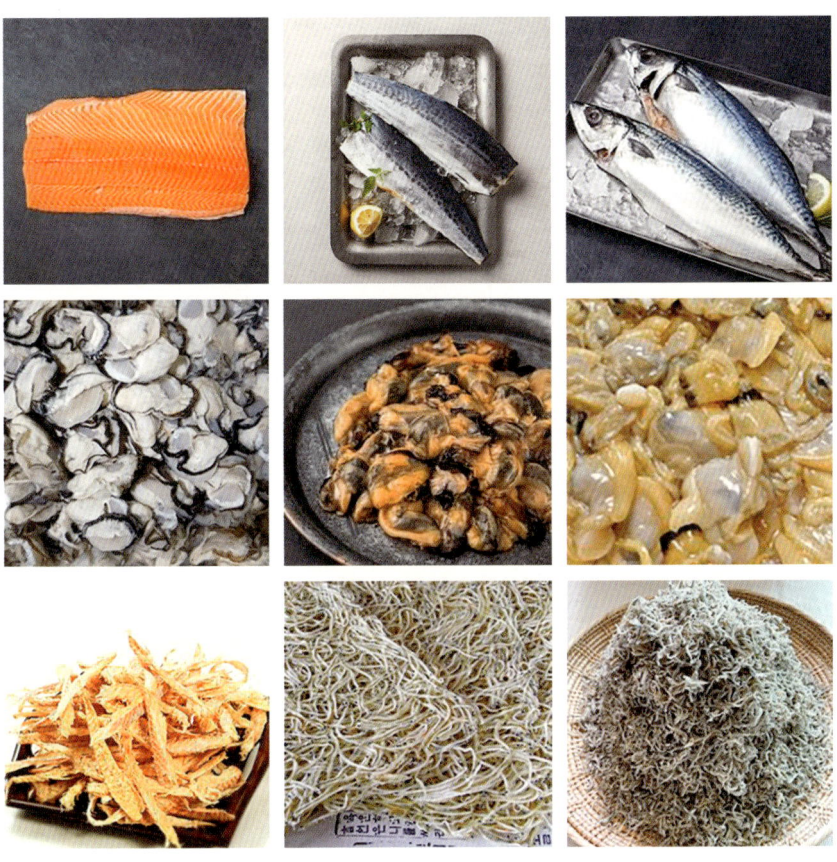

그림 3-4 동물성 단백질 식재료로 선택한 어패류: 위의 왼쪽부터 연어, 삼치, 고등어, 중간은 왼쪽부터 굴, 홍합, 바지락, 아래는 황태체, 뱅어포, 잔멸치

특히 명태를 20번 이상 얼리고 말려서 제조되는 황태체는 고단백, 저지방, 저열량, 비타민 A가 풍부하며 간을 해독해 주는 매타오닌, 시스테인 등 아미노산들이 풍부하게 함유되어 있는 것으로 알려져 있다. 본 식단에서는 황태 대파 나물로 이용한다. 실치를 한꺼번에 짓눌러 판

형태의 포로 만든 뱅어포는 칼슘 함량이 잔멸치나 새우보다 높아서 골다공증 예방에 특히 좋다. 또한 핵산이 풍부해서 면역력 증강에 도움을 주며, 피부노화, 체력저하, 뇌의 노화 방지에도 도움이 된다. 짜지않은 뱅어포를 반찬 대신 저녁 식 후 후식으로 식단에 포함되어있다.

좋은 식물성 단백질 식재료로 잡곡밥에 포함된 혼합 콩 (그림 3-2), 간식 혹은 샐러드 용으로 적합한 병아리콩, 호랑이 강낭콩, 그리고 비교적 소화 흡수도가 높은 두부, 두부면, 볶은 메주콩가루, 나또를 선택한다 (그림 3-5). 각종 콩 중에서 찌면 찐 밤 맛이 나는 병아리콩과 강낭콩은 밤에 비해서 혈당지수가 훨씬 낮다는 장점이 있다. 그래서 간식과 저녁 샐러드 식단에 포함되어있다. 특히 다양한 색깔의 강낭콩 중에서 호랑이 강낭콩에는 항산화 색소인 안토시아닌이 함유되어 있다. 일반적으로 콩은 조리거나 볶거나 혹은 쪄서 먹는다. 콩조림에는 설탕이 많이 함유되어 있고 볶은 콩은 단단해서 치아에 부담을 주므로 본 식단에서 제외된다.

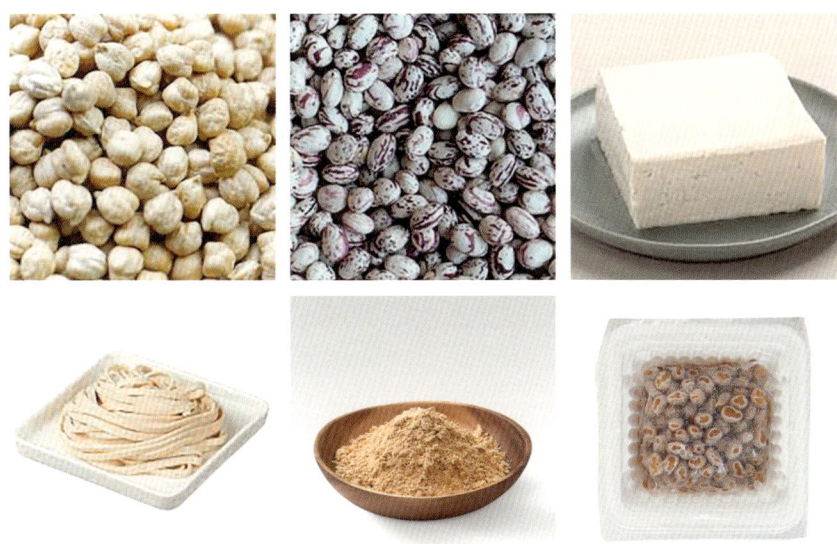

그림 3-5 식물성 단백질 식재료로 선택한 왼쪽부터 병아리콩, 호랑이 강낭콩, 두부, 아래는 두부면, 볶은 메주콩가루, 나또

또한 좋은 식물성 단백질 식재료로 치아씨드와 들깨를 선택한다 (그림3-6). 최근 슈퍼푸드로 인기가 높은 치아씨드의 단백질 함량은 ~ 15% 정도로 높다. 들깨는 단백질 함량이 ~ 20%이다. 치아씨드는 물에 15 분 이상 충분히 불려서 먹어야 한다. 한꺼번에 많이 섭취할 경우 장내 불편함을 일으킬 수 있다. 물에 미리 불려야 하는 제한이 없고 고소한 향, 맛과 식감이 좋은 들깨는 점심 메뉴에 포함되어 있다.

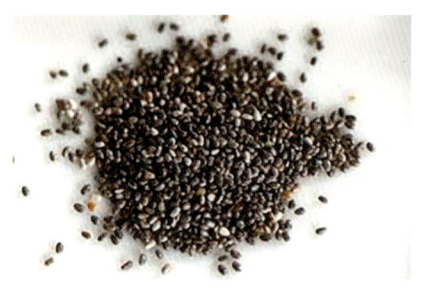 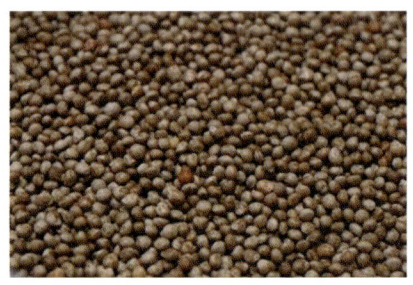

그림 3-6 식물성 단백질 식재료로 선택한 치아씨드 (왼쪽)와 들깨 (오른쪽)

## [3-4] 좋은 식물성 지방 식재료 선택

좋은 식물성 지방 식재료로서 소화 과정 없이 즉시 에너지 소스로 전환되어 신체의 활력을 높여 주며 체지방으로 저장되지 않는 C8-MCT 오일을 선택한다 (그림 3-7). 또한 건강에 좋은 오메가-3계열 불포화 지방산이 풍부한 생들기름, 오메가-9 계열 지방산이 들어있는 올리브유와 아보카도유를 선택한다 (그림 3-7). 특히 생들기름은 볶거나 스팀에 찌지 않은 생들깨를 분쇄한 후 그대로 압착기에 넣어 기름을 짜낸 것으로 들깨 특유의 고소한 맛과 향이 살아있다. 생들기름은 오메가-3 지방산이 풍부하므로 산패를 막기 위해서 냉장보관하면서 사용해야 한다. 오메가-6 지방산이 풍부한 참기름은 항산화 성분인 리그난이 들어 있어서 산패를 막아주므로 상온 보관이 가능하다.

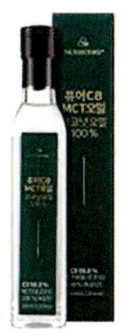 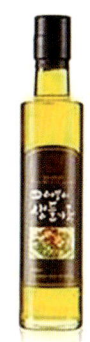 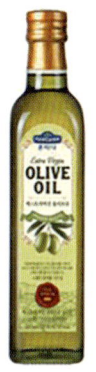 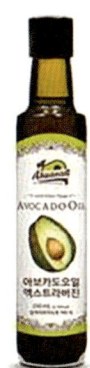

그림 3-7 식물성 지방 식재료로 선택한 왼쪽부터 C8-MCT 오일, 생들기름, 올리브유, 아보카도유

    C8-MCT 오일은 일반적으로 아무런 맛 또는 냄새를 가지고 있지 않기 때문에 샐러드 드레싱을 포함한 다양한 요리에 첨가할 수 있다. 그러나 MCT 오일은 섭취 후에 사람에 따라 설사나 복통과 같은 위장관의 불편함이 발생할 수 있다. 그래서 처음에 1 티스푼으로 시작해서 적응이 되면 서서히 늘려 가야 한다. 음식과 함께 복용하는 것이 좋다. 잠시 MCT오일 복용을 중단한 후 다시 복용을 시작하려면 소량으로부터 시작하여 소화 시스템을 재 조정해야 한다.

    앞서 좋은 식물성 단백질 식재료로 선택한 치아씨드, 그리고 생들기름의 원료인 들깨도 좋은 지방 식재료가 된다. 치아씨드의 지방 함유량은 30% 이상이며 이중의 60% 정도가 오메가-3 불포화 지방으로 되어 있다. 40% 정도의 지방을 함유한 들깨에는 60% 이상이 오메가-3 불포화 지방이다.

좋은 식물성 지방 식재료인 C8-MCT 오일 원료인 코코넛 과육, 아보카도유의 원료인 아보카도 과육과 올리브유의 원료인 올리브 과육 자체를 좋은 지방 식재료로 선택한다 (그림 3-8). 높은 지방을 함유한 (~33%) 코코넛 과육은 탄수화물 함량이 ~15% 이지만 60%가 식이섬유로 되어 있다. 코코넛 과육은 주로 얇고 잘게 썬 형태로 가공한 코코넛 슈레드와 분말 형태로 가공한 코코넛 가루로 공급된다. 치아가 약한 경우에는 코코넛 가루를 추천한다.

아보카도 과육과 올리브 과육은 탄수화물 함량이 (4~9%) 적고 지방 함량 (11~15%) 이 높은 저탄고지 과일이다. 지방의 60% 이상이 오메가-3, -6 그리고 -9 모두 포함한 불포화지방산으로 되어 있다. 탄수화물 함량의 70% 이상이 식이섬유로 되어 있다. 두 종류의 올리브 중에서 그린 올리브가 블랙 올리브 보다 탄수화물 함량이 대략 0.5 배 적지만 불포화 지방은 대략 1.4배 정도 많다. 그래서 그린 올리브를 선택하는 것이 좋다.

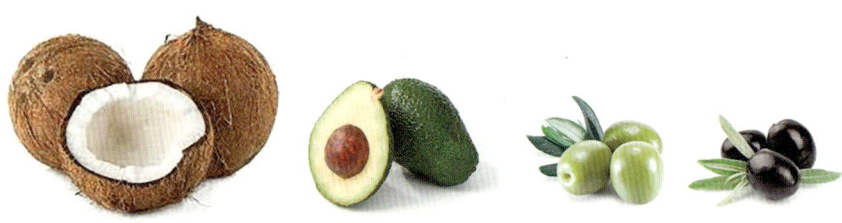

그림 3-8 식물성 지방 식재료로 선택한 과육: 왼쪽부터 코코넛, 아보카도, 그린 올리브, 블랙 올리브

당뇨 식단에서 거의 완전히 배제해야 할 트랜스지방은 관상동맥질환이나 동맥경화 등의 질환을 더욱 악화시키는 매우 나쁜 지방이다 ([2-5-4] 참조). 트랜스지방이 함유된 식품은 마가린, 쇼트닝, 전자렌지용 팝콘, 도넛, 초콜릿 가공품, 비스킷, 케이크, 프라이드 치킨, 햄버거 그리고 어묵을 포함한 모든 튀김 식품들이다. 또한 가정에서 식용유를 반복해서 사용하거나 높은 온도에서 튀기거나 볶으면 트랜스지방으로 잘 변한다. 트랜스지방이 체내에 들어오면 쉽게 배출되지 않는다.

## [3-5] 좋은 수용성 식이섬유 선택

식이섬유는 주요 영양소인 단백질, 지방, 탄수화물, 비타민, 무기질에 더하여 6대 영양소로 불리고 있다. 잡곡밥의 혈당 상승 속도를 좀 더 줄이기 위해서 선택한 좋은 수용성 식이섬유로서 미역, 미역줄기, 다시마, 세모가사리, 한천, 불등가시리, 돌가사리, 진두발의 8종류의 해초로 구성된 해초모듬이다. 짜지 않아서 물만 부어서 불려 먹을 수 있다. 물에 불렸을 때 10배 정도 부피가 늘어나 빠른 포만감을 준다. 또한 두부와 함께 먹는 조미한 구운 김과 식 후에 먹는 조미 안된 구운 김을 선택 한다 (그림 3-9).

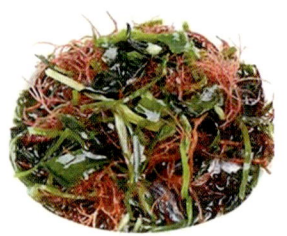 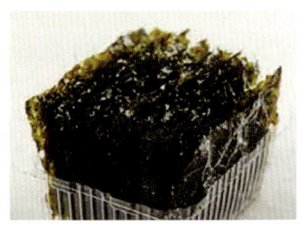 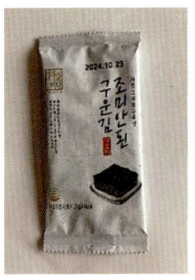

그림 3-9 수용성 식이 섬유로 선택한 왼쪽부터 해초모듬, 조미한 구운 김, 조미 안된 구운 김

    단백질 및 지방 식재료로 이미 선택한 치아씨드와 들깨에는 수용성 식이섬유가 각각 ~ 25%, ~ 20% 함유되어 있다. 수용성 식이섬유로 구성된 치아씨드 껍질이 물에서 젤라틴화 되어 ~10배로 팽창하는 특성이 있어 포만감을 주어 다이어트에 큰 도움이 된다. 치아씨드는 탄수화물이 전혀 없고 식이섬유 함량이 높아 혈당수치를 낮추어 주고 특히 식후 혈당 상승을 개선해 주므로 당뇨 예방에 좋다. 또한 이미 지방 식재료로 선택한 코코넛 과육에도 식이섬유가 10% 정도 함유되어 있다. 저탄고지 과일인 아보카도 과육과 그린 올리브 과육도 상당량의 (4~7%) 식이섬유를 함유하고 있다.

## [3-6] 좋은 채소류 선택

    채소류는 우리 몸에 필요한 비타민, 무기질 그리고 배변을 돕는 불용성 식이섬유를 함유하고 있다. 그리고 혈압 조절 미네랄로 불리는 칼륨이 풍부해서 과다 섭취한 나트륨을 배출하는데 효과적이다 (그림 3-10). 혈당지수가 낮은 무, 연근, 우엉, 당근, 쥬키니, 생강, 양파, 마늘, 파프리카, 콩나물, 가지, 오이, 곤드레 잎, 취나물 잎, 깻잎, 토마토, 아보카도, 가지, 쥬키니, 대파, 영양부추, 버섯 및 양배추, 브로콜리 등을 주요 채소류로 추천한다. 혈당지수가 높은 단호박, 애호박, 감자, 고구마 등은 제외한다.

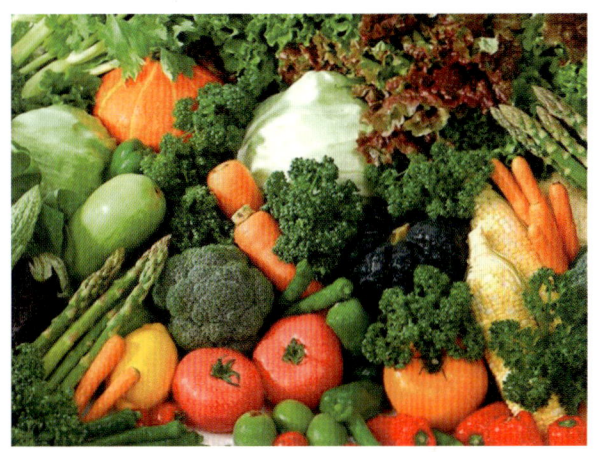

그림 3-10 다양한 채소류

토마토의 항산화 성분인 붉은 색소 리코펜은 토마토를 생으로 먹는 것보다 익혀야 흡수율이 높아진다. 그래서 토마토를 끓는 물에 데쳐서 껍질 및 씨를 제거한 후에 가열 농축해서 만든 토마토 퓨레를 생토마토 대신 추천한다. 퓨레를 계속 가열하여 고형분량이 24% 이상이 되도록 농축하면 토마토 페이스트가 된다 (그림 3-11).

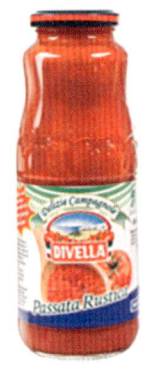
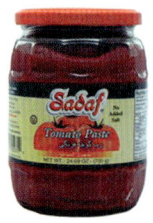

그림 3-11 추천한 토마토 제품: 토마토 퓨레 (왼쪽)와 토마토 페이스트 (오른쪽)

    토마토와 마찬가지로 당근도 주성분인 베타 카로틴의 흡수율을 높이기 위해 익혀야 한다. 또한 익히면 단단한 조직이 부드러워지고 맛이 달콤 해진다.
    위장관을 보호하는 비타민 U를 다량 함유하고 있는 양배추는 샐러드와 발효시킨 물 김치의 주 재료로 이용한다. 수퍼 채소로 잘 알려진 양배추의 유효 성분 분포도를 보면 (그림 3-12) 양배추 속 심지까지도 포함해서 어느 한 부분도 버릴 수 없음을 알 수 있다. 항산화 성분인 적자색 색소 안토시아닌을 함유한 적색 양배추를 백색 양배추와 동일한 비율로 사용하는 것을 추천한다.

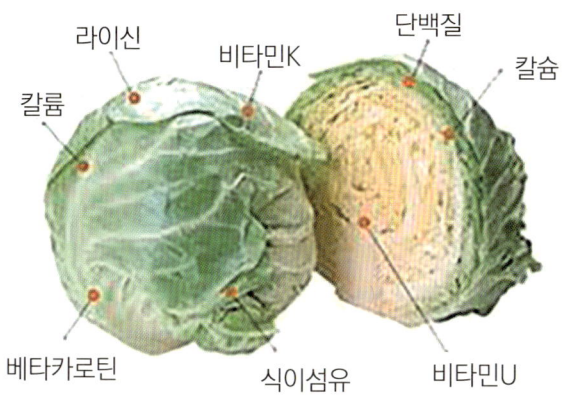

그림 3-12 양배추 유효성분의 분포도

양배추처럼 비타민 U를 다량 함유하고 있는 브로콜리는 기둥 같은 줄기가 송이보다도 영양이 더 풍부하므로 두꺼운 껍질을 베끼고 나물이나 물김치를 만들 때 포함시켜야 한다.

### [3-7] 좋은 견과와 과일 선택

견과류는 종류에 따라서 단백질 함량이 15%에서 30%에 이르고 불포화 지방 함량은 40%이상이며 각종 비타민과 미네랄, 그리고 식이섬유를 다량 함유하고 있다 (그림 3-13). 특히, 식이섬유가 많기 때문에 변비를 해소시켜 체중 조절에 도움을 준다. 그러나 견과류는 칼로리가 높아서 많이 먹으면 비만 해지므로 섭취량을 조절해야 한다. 대부분의 견과류는 탄수화물의 혈당 상승을 느리게 한다고 알려져 있다. 또한 견과류의 불포화지방은 혈중의 LDL-콜레스테롤 수치를 낮추고 동시에 HDL-콜레스테롤 수치를 높인다. 그래서 표 2-6과 부록-1를 참조해서 혈당지수가 30 이하이고 탄수화물 함량이 10% 이하인 땅콩, 브라질넛트, 마카데미아, 아몬드, 해바라기씨, 잣, 호두, 피칸을 추천한다. 이중에서 단단한 땅콩, 아몬드 및 해바라기씨는 먹기 전에 분쇄하여 가루로 만든다.

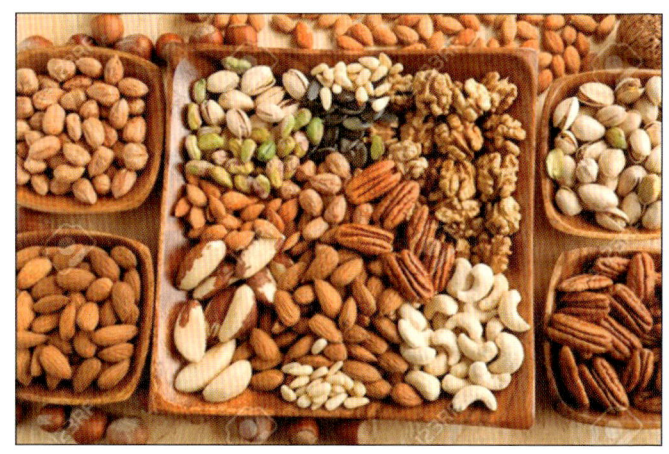

그림 3-13 다양한 견과류

과일은 채소류처럼 비타민, 무기질 그리고 배변을 돕는 비수용성 식이 섬유를 함유하고 있다 (그림 3-14). 그러나 혈당을 높이는 당분 (포도당과 과당)이 상당량 들어 있어서 부록-1를 참조하여 혈당지수가 36인 사과, 38인 배, 34인 복숭아, 25인 자몽, 34인 살구 등을 선택한다. 과일은 갈아 먹지 말고 생으로 먹어야 하며 식후 디저트로 먹지 말고,

식사와 식사 사이 공복감을 느낄 때 먹어야 한다. 식후에 바로 먹으면 혈당이 높아지고 지방으로 쉽게 전환된다. 공복감을 느낄 때 혈당지수가 낮은 과일을 먹어야 배고픔도 잊고, 과식도 예방할 수 있다.

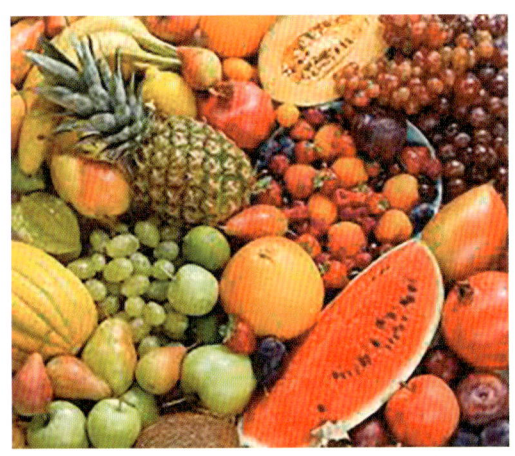

그림 3-14 다양한 과일류

### [3-8] 기타 식재료 선택

잡곡밥과 함께 먹는 반찬들 중에 식초를 넣어 조리하면 소화가 느려져서 혈당을 천천히 높이는 효과가 있다. 그래서 주정과 과당 없이 사과를 발효시킨 총 산도가 5.3% 정도이면서 좋은 향과 감칠맛을 내는 사과식초를 식재료로 선택한다 (그림 3-15). 또한 감을 1년 이상 자연 상태의 효모를 이용해 설탕을 가하지 않고 발효 숙성한 감식초 (총 산도 2.6%)도 추천한다. 각 식초의 산도에 따라 사용량이 조정된다. 산도가 감식초의 약 2배인 사과식초의 1 테이블수푼이 감식초의 2 테이블수푼에 해당한다. 식초는 식품의 신선도를 유지하는 보존제로서 매우 유용하다. 이러한 식초의 특성을 이용해서 무가당 무염 오이 피클을 매우 간단히 만드는 방법이 점심메뉴 식단에 포함되어 있다.

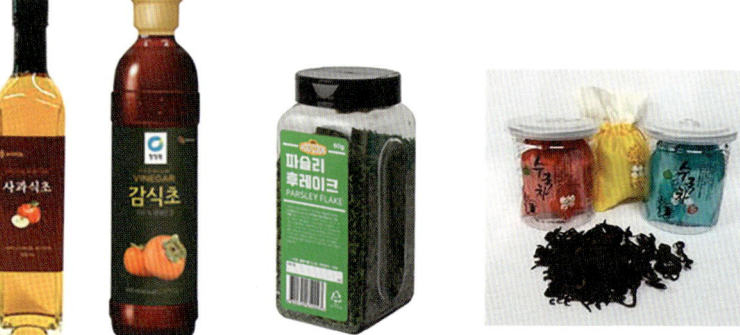

그림 3-15 기타 선택한 식재료: 왼쪽부터 사과식초, 감식초, 파슬리 플레이크, 수국잎차

또한 향신료로 사용되는 파슬리에 풍부하게 들어있는 엽산 (비타민 B9)은 특히 심혈관 질환을 예방하는 효과가 있다. 그래서 반찬과 샐러드 만들 때에 파슬리 플레이크 (그림 3-15)를 향신료로 활용하는 것을 추천한다.

식 후에 마시는 따뜻한 음료수로서 탄닌이 없는 차 중에서 카모마일, 히비스커스, 루이보스차를 추천한다. 그러나 이 보다 더 좋은 차로서 수국잎차 (감로차, 이슬차 라고도 불림) (그림 3-15)를 선택한다. 일반적인 녹차, 홍차, 옥수수 차, 보리차, 메밀차와 달리 다음과 같은 이로운 점이 있다:

- 수국잎을 수작업으로 비비고 건조하는 과정에서 효소작용으로 필로둘신 (Phyllodulcin)이 만들어진다
- 이 성분은 설탕보다 1000배 단맛이 있는 비당질 단맛을 내므로 혈당을 올리지 않는다
- 녹차와 달리 100도의 끓는 물에 넣자마자 빠르게 영양성분의 변화 없이 우려낼 수 있는 발효차이다
- 카페인과 탄닌이 없기 때문에 쓴 맛이나 떫은 맛이 나지 않고 단맛과 더불어 은은한 박하향을 낸다
- 사포닌, 루틴, 게르마늄 등이 풍부하게 함유되어 있어 혈당이 상승되는 것을 억제 해준다

    다목적 소스로 활용하기 위해서 혈당 혹은 혈중 콜레스테롤을 낮추는 효능이 있다고 알려진 계피, 생강, 강황 (카레), 여주, 뽕잎, 그리고 항산화 작용이 있는 아로니아, 수용성 식이섬유가 많은 다시마, 위장관 보호기능이 있는 양배추, 항염 및 항암 효과가 큰 깻잎, 브로콜리를 포함한 총 10가지 식재료 (그림 3-16) 분말을 조합하여 혼합 분말을 조제한다 (효능은 부록-6 참조). 계피와 다시마를 제외한 각 재료들은 열을 가하지 않고 영양분, 맛과 향 손실이 없는 동결 진공 건조법으로 수분을 완전히 제거해서 농축 시킨 후에 가루 낸 분말이다. 예로서 양배추 800g 진공 농축하면 50g의 가루가 되며 브로콜리인 경우에는 800g을 가공하면 브로콜리 가루 80g이 만들어 진다. 이 혼합 분말에 "마담 큐리"(중학교때부터 나의 롤 모델)의 이름을 따와서 "큐리 믹스"로 명명

했다. 조제한 큐리 믹스를 아침 식사의 당뇨죽과 저녁 식사의 당뇨샐러드 소스로서 식단에 포함시킨다.

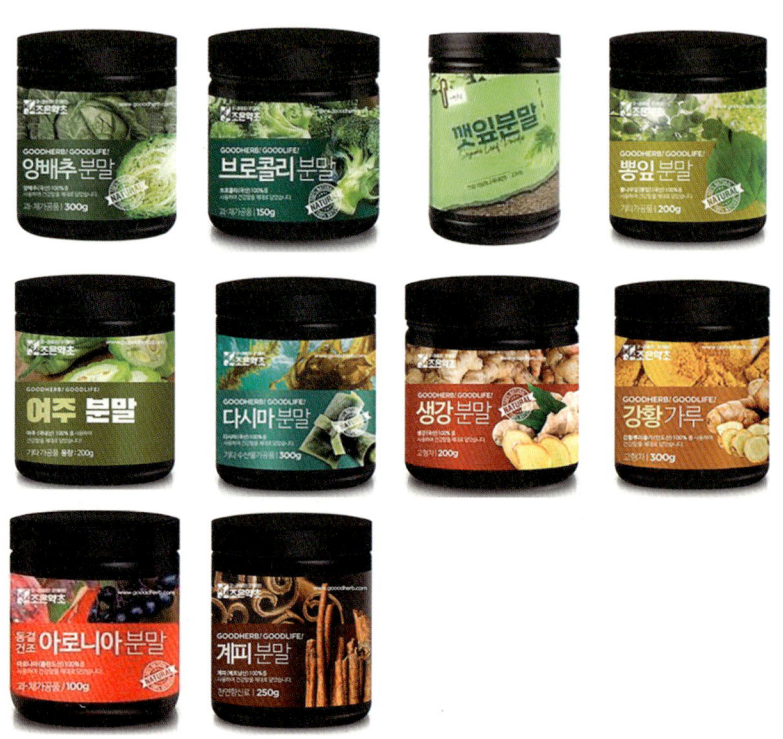

그림 3-16 큐리 믹스의 식재료로 선택한 분말:
위는 왼쪽부터 양배추, 브로콜리, 깻잎, 뽕잎,
중간은 여주, 다시마, 생강, 강황 아래는 왼쪽부터 아로니아, 계피

이제까지 선택된 모든 식재료는 국내 식료품 매장 및 몰에서 (코스트코, 쿠팡, 이마트몰, 오아시스 등등) 구입할 수 있다.

# 제 4 장

## 당뇨관리와 예방을 위한 기본적인 하루-식단 짜기

매일 먹어도 질리지 않는 기본 식단을 짜 놓으면 무엇을 먹을 까 하고 고민하지 않고 아침 식후에 점심 준비할 때 새롭고 또한 점심 식후에 저녁 준비할 때도 새롭다
이것은 세 끼가 서로 완전히 다르기 때문이다 제시한 하루-식단 (One-day diet)의 원칙을 기본적인 틀로 해서 각자에게 맞도록 만들면 당뇨인의 당뇨 관리뿐만 아니라 일반인의 당뇨 예방에 큰 도움이 될 것이다

## 제 4 장  당뇨관리와 예방을 위한 기본적인 하루-식단 짜기

일반적으로 칼로리 식이요법을 이용한 아침, 점심 및 저녁 당뇨 식단을 보면 밥을 중심으로 반찬과 국, 탕, 찌게 등을 달리하는 메뉴로 되어 있다.[3] 그래서 대부분의 주부들은 아침 식후에 점심에 무슨 반찬을, 무슨 국을 먹을까, 점심 식후에는 저녁에는 어떤 반찬을 준비해야 할까 고민한다. 그리고 부엌에서 당뇨 식사 준비에 많은 시간을 보낸다. 하루 이틀이 아니고 계속해야 하므로 나이가 들어 갈수록 더욱 심신이 매우 지치게 된다.

매일 먹어도 질리지 않는 기본 식단을 짜 놓으면 고민없이 준비하는데 편리 하겠다 생각해서 아침, 점심 저녁 세끼를 서로 완전히 다르게 메뉴를 짜서 수 년간 활용하고 있다. 이제는 무엇을 먹을 까 하고 고민하지 않고 아침 식후에 점심 준비할 때 새롭고 또한 점심 식후에 저녁 준비할 때도 새롭다. 이것은 세 끼가 서로 완전히 다르기 때문이다. 당뇨식에 대한 새로운 정보를 계속 조사하면서 최상의 하루-당뇨 메뉴가 되도록 아침, 점심, 저녁의 식재료와 조리법을 독립적으로 수정 및 보완하고 있다. 제시한 하루-식단 (One-day diet)의 원칙을 기본적인 틀로 해서 각자에게 맞도록 만들면 당뇨인의 당뇨 관리뿐만 아니라 일반인의 당뇨 예방에 큰 도움이 될 것으로 기대한다. 특별히 나이가 들어도 짧은 시간에 당뇨 식사를 쉽게 준비할 수 있을 것이다.

## [4-1] 기본적인 하루-식단을 짤 때 세운 원칙

(1) 아침, 점심, 간식 및 저녁 식사 시간을 엄수한다.
(2) 공복 및 식후 혈당, 체중 그리고 허리둘레를 측정하면서 식재료의 혈당지수가 낮은 것을 택하고 그 양을 조절한다.
(3) 매 식사의 포만감이 약 80% 정도로 한다.
(4) 아침, 점심 및 저녁 식사 양 비율은 2:3:1로 한다.
(5) 아침은 점심보다 가볍고 저녁은 아침보다 더 단순하고 가볍게 하고 서로 완전히 다르게 한다.
(6) 아침과 저녁 식사는 가능한 한 집에서 간단히 먹는다.
(7) 활동량이 큰 점심에만 밥을 먹거나 외식을 한다.
(8) 모든 식사에 단백질, 지방, 탄수화물, 수용성 식이 섬유를 기본적으로 빠지지 않게 한다.
(9) 혈당이 서서히 증가하도록 식사 순서는 가능한 한 채소류, 단백질, 수용성 식이섬유, 지방, 마지막 탄수화물로 한다.
(10) 요리할 때 소금 대신 맛을 내기 위해서 잔멸치, 멸치 가루, 다시마 가루, 식초, 파슬리 가루 등을 넣는다.
(11) 조리법은 매우 쉽고 간단해서 부엌에 있는 시간을 줄이고 너무 큰 부담이 되지 않아야 한다.
(12) 조리법은 물과 전기를 최대한도 적게 쓰면서 준비하는데 힘이 안 들어야 한다.
(13) 식재료 중 채소는 가능한 한 영양분, 맛과 향 손실이 없는 동결

진공 건조법으로 수분을 완전히 제거해서 만든 가루 제품을 선택한다. 부피를 줄인 가루 제품이므로 적은 양만 써도 효과는 같다. 생 것을 씻고 물기를 빼는 과정을 생략할 수 있다. 또한 잘게 다진 후에 혹은 그대로 급속 냉동한 채소도 맛과 향이 살아 있으며, 따로 손질 없이 바로 요리에 이용할 수 있다. 그리고 말린 채소류 (연근, 무, 버섯, 가지 등) 는 물에 불린 뒤 바로 조리에 사용할 수 있다. 특별히 치아가 약해져서 씹는데 어려움이 있는 노인인 경우에는 가루 채소나 손질해서 급속 냉동한 다진 채소를 추천한다.

(14) 염분의 섭취를 될 수 있는 한 줄이도록 하기 위해서 찌개나 국물 요리는 배제한다

(15) 식재료를 구입할 때 성분 표시에서 나트륨, 설탕, 트랜스 지방 등의 함량이 무시할 정도로 적은 지를 확인 한다.

(16) 김치는 소금을 최소화하기 위해서 물김치처럼 물을 넉넉히 넣고 담가 건더기 위주로 먹어서 나트륨 섭취를 줄인다.

(17) 소금 혹은 설탕이 많이 함유되어 있는 고추장, 된장, 젓갈류, 매실청, 올리고당과 같은 식재료는 집에서 조리할 때도 외식에서도 배제한다.

당뇨관리와 예방을 위한 기본적인 아침, 점심, 간식 및 저녁 하루-식단 메뉴는 다음의 표 4-1, 4-2, 4-3, 4-4에 있다. 체중, 혈당 및 허리둘레에 따라서 양을 조절할 식품 재료는 별표로 표기했다. 식사의 순서

및 만드는 법을 다음 네 장에서 상세히 제시해서 누구나 따라할 수 있고 응용할 수 있도록 기술했다.

## [4-2] 디지털 주방 전자 저울 사용법

당뇨관리와 예방을 위해서는 식품 재료의 양을 정확하게 측정하는 것이 중요하다. 기본적으로 필요한 부엌용 기구는 가정용 디지털 주방 저울과 계량용 스푼 및 컵이다 (그림 4-1).

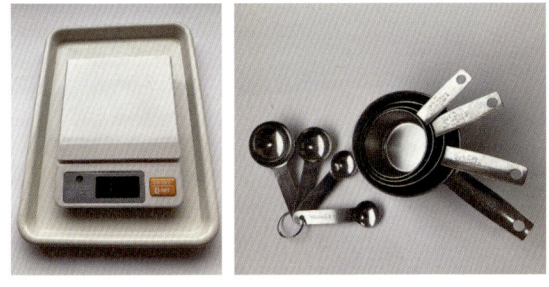

그림 4-1 가정용 디지털 주방 저울 (왼쪽)과 계량용 스푼 및 컵 (오른쪽)

가정용 디지털 주방 저울 사용법은 누구든지 주방용 칼이나 가위처럼 쉽게 익힐 수 있다. 전자 저울 종류에 따라서 디자인이 서로 다르지만 일반적인 사용 절차는 다음과 같다:

(1) 평탄하고 안정된 바닥에 저울을 놓고
(2) 저울의 전원 ON/OFF/0SET (혹은 TARE) 버튼을 눌러 전원을 켜서 0 숫자가 나타날 때
(3) 빈 용기를 올려놓으면 용기의 무게가 표시된다
(4) ON/OFF/0SET 버튼을 짧게 눌러서 0이 되도록 하고 용기 안에 측정하고자 하는 식품 재료를 조금씩 넣으면서 원하는 무게가 나타나도록 더 가하거나 혹은 덜어낸다
(5) 식품 재료가 들어있는 용기를 내려놓고 ON/OFF/)0SET 버튼을 길게 (약 3초간) 눌러 전원을 끈다

전자 저울을 고장 없이 잘 사용하기 위한 주의 사항은 다음과 같다:

(1) 보관 시에 저울 위에 물건을 올려놓지 말아야 한다
(2) 보관 시에 투명한 플라스틱 사각 박스로 저울 전체를 덮는다 (그림 4-2)
(3) 수분이나 발열 기구, 직사광선이 닿는 곳에 두지 말아야 한다
(4) 용기와 식품 재료 총량이 최대 허용량 (저울 상판에 표기 되어 있음) 이상 측정하지 않아야 한다
(5) 작동 상 문제가 발생하면 건전지를 즉시 교체한다

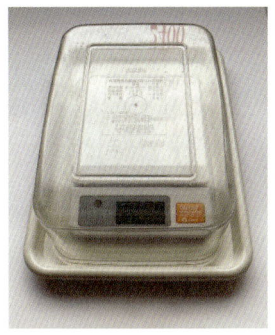

그림 4-2 전자 저울 보호 덮개


## [4-3] 전자레인지의 유용성과 괴담의 허구

가스레인지와 전기레인지 (하이라이트 혹은 인덕션) 대신에 전자레인지를 사용하면 밥과 두부와 같은 수분이 있는 음식물을 간단히 신속하게 데우거나 냉동 식품을 해동할 수 있다. 또한 양배추와 브로콜리와 같은 단단한 야채의 숨을 쉽고 빠르게 죽일 수 있다. 유리병, 사기 숟가락 혹은 플라스틱 뚜껑 등을 효과적으로 살균할 수 있다.

그러나 10여년 전에 인터넷과 SNS 등을 통해서 전자레인지가 매우 해롭다는 다음과 같은 괴담이 널리 퍼지자 많은 사람들이 사용을 주저하거나 중단했다:

> 전자레인지 괴담:
> - 전자레인지로 조리할 때 나오는 전자파가 암을 유발하고 뇌기능을 파괴하며, 면역시스템을 약화시키어 호르몬 분비에 영향을 줌
> - 전자레인지로 끓인 물을 화분에 주면 식물이 몇 일 내 애고사함
> - 전자레인지로 야채나 음식을 조리하면, 영양소가 파괴되고 암을 유발하는 물질을 만듬
> - 전자레인지로 데운 우유를 아이가 마시면 신경계와 신장에 영향을 줌

이러한 괴담 현상은 전자기파중에서 가시광선 보다 에너지가 높은 자외선, X-선, 감마선, 우주선과 같은 해로운 전자기파에 의해서 유도될 수는 있다. 그러나 전자레인지에서는 적외선 보다 에너지가 낮은 마이크로파가 투과하면서 용기 내에 있는 음식물의 물 분자 만을 빠르게 회전시켜서 마찰열을 생성시키는 역할만 한다. 생성된 마찰열로 물 온도가 올라가서 음식물 전체가 고르게 가열이 된다. 오히려 전자레인지는 조리 시간이 매우 짧아서 영양분의 손상이 거의 없다. 작동 설명서에 따라 전자레인지를 사용하고 주의 사항을 지키면 태우거나 화재 염려없이 안전하게 사용할 수 있다.

전자레인지에 대한 괴담은 이미 실험을 통해서 과학적 근거가 전혀 없는 거짓으로 밝혀졌다.[43] 또한 전자레인지의 유해성 소문에 대한 식

품의약품안전청 발표 전문 내용을 요약하면 다음과 같다:[44]

> 전자레인지의 유해성 소문에 대한 식품의약품안전청 발표 내용:
> - 전자레인지를 사용할 때 분자구조가 바뀌고 건강에 유해하다는 것은 사실이 아니며 음식을 올바른 용기에 담아 사용하면 안전함
> - 전자레인지는 1초에 24억5000만번 진동하는 마이크로파를 쏘아 음식 속에 들어 있는 수백만 물 분자들을 회전시켜 서로 부딪치게 해서 발생하는 마찰열을 이용하여 음식을 데움
> - 전자레인지 창에 설치된 금속 망이 작동 중에 외부로 전자파 투과를 차단하고 작동을 멈추면 전자파가 즉시 사라지므로 인체에 위험은 거의 없음
> - 전자레인지 용기로 종이, 유리, 도자기, 합성수지제인 폴리프로필렌 등을 사용하는 것이 안전함
> - 전자레인지 용기로 고온에서 녹는 폴리스티렌과 발암 물질인 포름알데히드를 함유하고 있는 멜라민, 페놀수지, 요소수지 등의 사용은 부적합함
> - 전자레인지 용기로 알루미늄 포일(은박지)과 같은 금속 용기는 전자파가 투과되지 않고 반사되어 음식이 데워지지 않고 스파크 불꽃이 일어날 가능성 있음
> - 전자레인지 용기 덮개로 고온에서 녹는 가소제 등이 첨가된 랩 사용 금지함

전자레인지를 고장 없이 잘 사용하기 위한 기타 주의 사항은 다음과 같다:

- 물 만 데울 때 과열 안되게 해서 돌비 현상을 예방할 것
- 가열 중에 식재료의 내부 압력 증가로 조리실 내부로 터지는 달걀과 노른자와 같이 겉에 껍질 혹은 막이 있는 식재료 요리는 금할 것
- 음식물을 조리할 때는 도자기, 유리 등 전자파를 통과시킬 수 있는 전용 용기에 담을 것
- 음식물의 건조를 막으려고 음식물 용기를 완전히 밀폐시키지 말 것
- 수분이 많은 음식물을 가열하는 과정에 조리실 내부로 튀는 것을 막기 위해서 용기보다 넓은 유리 혹은 도자기 접시를 뚜껑으로 사용할 것
- 전자레인지 작동 시에 30cm이상 떨어지고 작동하는 중에 내부를 쳐다보는 것은 삼가할 것

### [4-4] 전체 메뉴의 특징

(1) 하루 식단표에서 (표 4-1, 4-2, 4-3, 4-4) 보는 봐와 같이 후식, 수국잎차, 파슬리 플레이크, 코코넛 가루, 사과식초, 그리고 큐리 믹스를 제외하고는 아침, 점심 그리고 저녁 메뉴의 식재료가 서로 완전히 다르다.

(2) 매 식사 후에 먹는 후식은 조미가 안된 구운 김이다. 저녁 식후에는 후식으로 짜지 않은 잔멸치 혹은 뱅어포를 후식으로 추가한다.
(3) 수국잎차를 식 후 음료수로 선택한다.
(4) 매 식사에 각종 영양분과 수용성 식이섬유 함량이 높고 칼로리가 적은 해조류인 다시마 가루, 김 및 해초모듬 (미역, 미역줄기, 다시마, 세모가사리, 한천, 불등가사리, 돌가사리, 진두발)를 포함시킨다.
(5) 당뇨 요구르트, 당뇨 죽, 당뇨 물김치, 당뇨 밥, 당뇨 반찬 및 당뇨 샐러드는 모두 혈당을 올리지 않도록 당분을 배제하고 준비한다.

### [4-5] 아침 메뉴와 특징

아침식사 메뉴는 매우 간단하므로 짧은 시간에 준비를 완료할 수 있다.

### 표 4-1 아침 (7:30~8:00) 식단

(1) 당뇨 요구르트 (40~60g)* + 땅콩 가루 혹은 아몬드 가루 혹은 해바라기씨 가루 (10~20g)*
(2) 두부 반 모 (~150g) + 조미한 구운 김 (~2g),
(3) 당뇨 죽: 치아시드 (10~20g)* + 볶은 콩가루 혹은 볶은 메밀, 혹은 오트밀 (10~20g)* + 큐리 믹스 (~5g) + 코코넛 가루 (10~20g)* + 뜨거운 물
(4) 당뇨 물김치
(5) 후식: 조미 안된 구운 김 (~1.5g)
(5) 수국잎차

* 체중, 혈당 및 허리 둘레에 따라서 양을 조절함

아침식사의 주 단백질 소스는 요구르트와 두부이다. 낙농제품에 알레르기가 있을 경우에는 요구르트를 생략해도 된다. 동물성 지방 섭취를 줄이고 혈당을 높이지 않도록 무지방 무가당 우유를 사용하여 직접 제조한다. 당뇨 요구르트를 제조하기 위해서 동결 건조한 유산균 가루 제품을 스타터로 이용한다. 제조한 당뇨 요구르트를 먹기 전에 땅콩 가루 혹은 아몬드 가루 혹은 해바라기씨 가루를 첨가하여 고소한 맛을 낸다.

주 식물성 지방 소스는 당뇨 죽의 주요 재료인 치아씨드에 들어있는 60% 이상의 오메가-3 지방과 코코넛에 있는 MCT 오일이다.

주 탄수화물 소스는 당뇨 죽에 넣은 볶은 콩가루, 혹은 메밀차 혹은 오트밀이다 (그림 4-3).

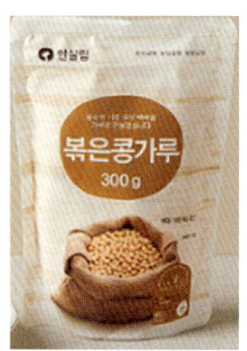 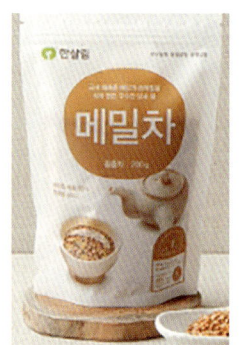 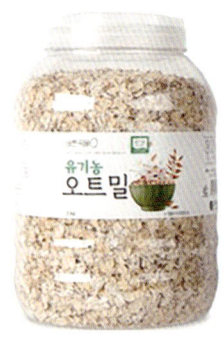

그림 4-3 당뇨 죽의 주 탄수화물 식 재료: 왼쪽부터 볶은 콩가루, 메밀차, 오트밀

당뇨 물김치는 위장관을 보호하는 비타민 U를 다량 함유하고 있는 양배추와 브로콜리를 주 재료로 각각의 물김치를 담은 것이다.

식 재료를 조금씩 바꾸면 아침 메뉴를 다양하게 변화시킬 수 있다.

땅콩 가루 대신 아몬드 혹은 해바라기씨 가루 등으로 바꾸고 볶은 콩가루 대신 오트밀 혹은 볶은 메밀차로 대체할 수 있다.

### [4-6] 점심 메뉴와 특징

점심은 비빔밥 메뉴, 해물 덮밥 메뉴, 두부면 토마토 파스타 메뉴, 특별 요리 메뉴, 그리고 추천한 외식 메뉴가 있다.

**표 4-2 점심 (12:30~13:00) 식단**

**[1] 비빔밥 메뉴**

(1) 다음 고기류와 어류에서 하나를 선택한다:
닭가슴살 (100~120g)*, 돼지 등심 (100~120g), 쇠고기 사태살 (~100~120g)*, 고등어 (~150g)*, 삼치 (~150g)*, 연어 (~120g)
(2) 해초모듬 (~2 테이블스푼) + 파슬리 가루 (~0.5 테이블스푼) + 사과식초 (~1 티스푼) + 들깨 (~1 티스푼)
(3) 당뇨밥 (60~100g)*
(4) 다음 나물 중에서 원하는 세가지 혹은 네 가지를 선택한다:
연근·버섯 나물, 우엉·당근 나물, 무 나물, 황태·대파 나물, 취 나물, 도라지 나물, 콩나물, 쥬키니 나물, 가지 나물 등등
(5) 올리브유 (~2 테이블스푼)
(6) 양배추 물김치, 브로콜리 물김치, 맛김치 중에서 하나를 선택한다
(7) 후식: 조미 안된 구운 김 (~1.5g)
(8) 수국잎차

## [2] 해물 덮밥 메뉴

(1) 굴, 홍합, 바지락으로 구성된 해물모듬 (~200g)*
(2) 당뇨밥 (60~100g)*
(3) 해초모듬 (~2 테이블스푼) + 파슬리 가루 (~1 테이블스푼) + 사과식초 (~1 테이블스푼) + 들깨 (~1 티스푼)
(4) 다음 나물 중에서 원하는 세가지 혹은 네 가지를 선택한다:
    연근·버섯 나물, 우엉·당근 나물, 무 나물, 황태·대파 나물, 취 나물, 도라지 나물, 콩나물, 쥬키니 나물, 가지 나물 등등
(5) 올리브유 (~2 테이블스푼)
(6) 양배추 물김치, 브로콜리 물김치, 맛김치 중에서 하나를 선택한다
(7) 후식: 조미 안된 구운 김 (~1.5g)
(8) 수국잎차

## [3] 두부면 토마토 파스타 메뉴

(1) 다음 닭가슴살과 해물모듬 중에서 하나를 선택한다:
    닭가슴살 (100~120g)*, 해물모듬 (~200g)*
(2) 토마토 페이스트 (~2 테이블스푼) + 두부면 (~100g) + 해초모듬 (~1 테이블스푼) + 치즈채 (~1 테이블스푼) + 파슬리 (~1 테이블스푼) + 사과식초 (~1 테이블스푼) + 들깨 (~1 티스푼) + 올리브유 (~2 테이블스푼)
(3) 오이 피클: 사과식초에 절인 오이
(4) 후식: 조미 안된 구운 김 (~1.5g)
(5) 수국잎차

### [4] 특별 요리 메뉴

당뇨 식단에 관한 전문 서적에서 [45-48] 추천하는 다양한 메뉴 중에서 선호하는 메뉴에 따라서 특식을 준비한다

### [5] 외식 메뉴

일주일에 한 번 이상 소고기 혹은 해물 샤브샤브, 소고기 안심 스테이크 (후추와 허브만 뿌리고 소스 따로), 연어 샐러드 (소스는 따로), 수육, 닭수육, 연어 샐러드 (소스는 따로), 생선탕, 생선회 (초고추장 없이 식초 간장), 보리 비빔밥 (고추장 없이 채소류 위주) 등등

활동량이 많은 점심의 주 단백질 소스는 압력솥에서 질긴 쇠고기 사태살 혹은 돼지 등심을 익히면서 동물성 포화지방을 미리 제거한 쇠고기 혹은 돼지고기이다. 혹은 지방 자체가 적은 닭가슴살이다. 그리고 어패류 중에서 연어, 삼치, 고등어, 굴, 홍합, 바지락, 황태체 등이다.

주 식물성 지방 소스는 올리브유, 들깨, 나물 반찬 만들 때 사용하는 생들기름과 들깨가루 등이다.

주 탄수화물 소스는 비빔밥 메뉴와 해물 덮밥 메뉴에서는 혼합 곡물로 만든 당뇨 밥이고 두부면 파스타 메뉴에서는 탄수화물 함량이 매우 낮은 두부면이다.

주 식이섬유 소스는 해초모듬이다. 다양한 나물로서 연근·버섯 나물, 우엉·당근 나물, 무 나물, 황태·대파 나물, 도라지 나물, 취 나물, 깻잎나물, 쥬키니 나물, 가지 나물 등이 있다. 고기류와 나물을 다양하게

선택하면 점심 메뉴를 매일 변화시킬 수 있다. 또한 점심 식사 때에 당뇨 식단에 관한 책들을 활용해서 별식을 준비하는 것을 추천한다.

외식은 주로 점심 식사 때 샤브샤브, 스테이크, 연어 샐러드, 수육, 높은 온도에서 조리한 통닭 대신 삶은 닭수육, 생선구이 대신 생선탕을 먹는다. 외식할 경우에도 당분이 첨가된 소스는 삼가하며 채소류와 단백질을 먼저 먹고 맨 마지막에 밥을 먹는다.

### [4-7] 간식 메뉴와 특징

점심 식 후 저녁 식사 2 시간 전 허기를 느낄 때 견과류와 과일 혹은 혈당을 올리지 않도록 최근 개발된 당뇨 빵 및 당뇨 과자 등을 먹는다.

**표 4-3 간식 (16:00~16: 30)**

(1) 피칸, 혹은 호두 혹은 잣 (30g)*
(2) 병아리콩 혹은 호랑이 강낭콩 (30g)*
(3) 다음의 과일 중에서 하나를 택한다:
    사과 (중간크기 1/2 개), 배 (1/4개), 복숭아 (1/2개), 자몽 (1/2개), 살구 (2개),
(4) 당뇨 빵과 당뇨 바
(5) 수국잎차

* 체중, 혈당 및 허리 둘레에 따라서 양을 조절함

견과류는 혈당지수가 30 이하이고 탄수화물 함량이 10% 이하이면서 가루로 만들지 않아도 부드러운 호두, 피칸 혹은 잣 등을 선택한다.

과일류는 혈당지수가 낮은 사과, 배, 복숭아, 자몽, 살구를 선택하고 그 양은 식후 혈당 수치를 체크하면서 제한한다. 혈당지수가 크지만 과일 중에서 항산화 효능이 가장 큰 블루베리를 먹고자 할 때에는 밤 맛을 가진 혈당지수가 작은 병아리콩 (혹은 호랑이 강낭콩)과 함께 먹으면 낮출 수 있다.

혈당이 거의 올라가지 않도록 최근 개발된 당뇨 빵과 과자류를 당뇨 환자들도 안심하고 먹을 수 있는 간식으로 추천한다.

### [4-8] 저녁 메뉴와 특징

활동량이 가장 적은 저녁 식사는 매우 단순하며 탄수화물이 매우 적은 저탄 식사이다.

**표 4-4 저녁 (19:00~19:30) 식단**

(1) 삶은 계란 1개
(2) 당뇨 샐러드: 양배추채 (~50g) + 당근채 (~30g) + 파프리카 (~30g) + 청크타입 아보카도 (~30g) + 삶은 병아리콩 (~30g) + 그린 올리브 (~6알) + 파슬리 플레이크 (~1 테이블스푼) + 토마토 퓨레 (~1 테이블스푼) + 큐리믹스 (~1 테이블스푼) + 사과식초 (~1 티스푼) + C8-MCT 오일 (~1 테이블스푼)
(3) 나또 (~48g) + 생들기름 (~1 티스푼)
(4) 후식: 조미 안된 구운 김 (~1.5g) 그리고 짜지 않은 뱅어포 혹은 짜지않은 잔멸치
(5) 수국잎차

저녁 식사의 주 단백질 식재료는 삶은 계란이고 지방 소스는 당뇨 샐러드에 넣는 C8-MCT 오일이다. 또한 아보카도 과육과 그린 올리브 과육이다 (그림 4-4). 그리고 나또에 첨가한 생들기름이다. 아보카도 과육은 청크 타입으로 잘라 논 냉동 제품을 이용하면 편리하다. 올리브 과육 자체의 강한 쓴맛을 일반적으로 소금물에 절여서 제거시킨다. 그래서 먹기 전에 짠맛을 줄이기 위해서 올리브 용기내 용액의 80% 정도를 비우고 생수로 채우는 것을 추천한다.

생토마토 대신에 토마토 퓨레를 사용하면 토마토의 항산화 성분인 붉은 색소 리코팬의 흡수율을 높일 수 있다 (그림 3-11 참조).

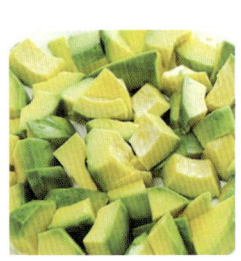 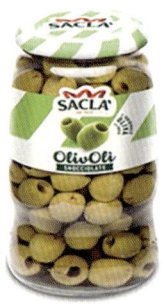

그림 4-4 당뇨 샐러드 재료: 청크타입 냉동 아보카도 (왼쪽)와 그린 올리브 (오른쪽)

탄수화물의 식재료는 탄수화물 양이 매우 낮은 나또이다. 나또균과 콩으로만 발효한 나또에는 혈전 용해, 골다공증 예방 등에 도움을 준다고 알려져 있는 나또키나제 성분이 들어있다.

당뇨 샐러드의 드레싱으로서 큐리 믹스, 사과식초 그리고 C8-MCT 오일을 미리 섞어 놓지 않고 먹기 전에 샐러드에 직접 넣고 섞는다.

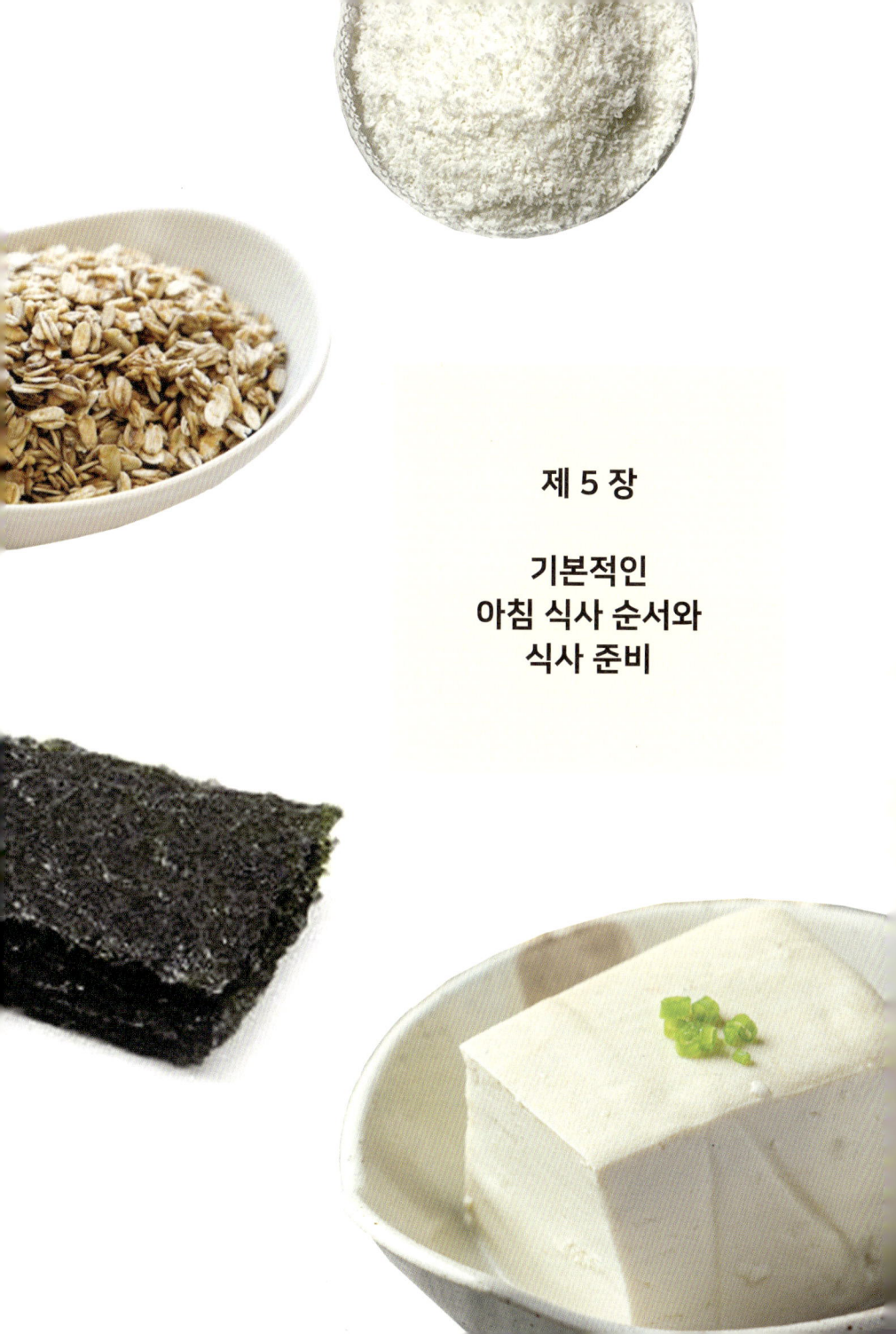

## 제 5 장

기본적인
아침 식사 순서와
식사 준비

## 제 5 장  기본적인 아침 식사 순서와 식사 준비

아침 식사 (그림 5-1)를 아침 식단표 (표 5) 순서대로 한다.

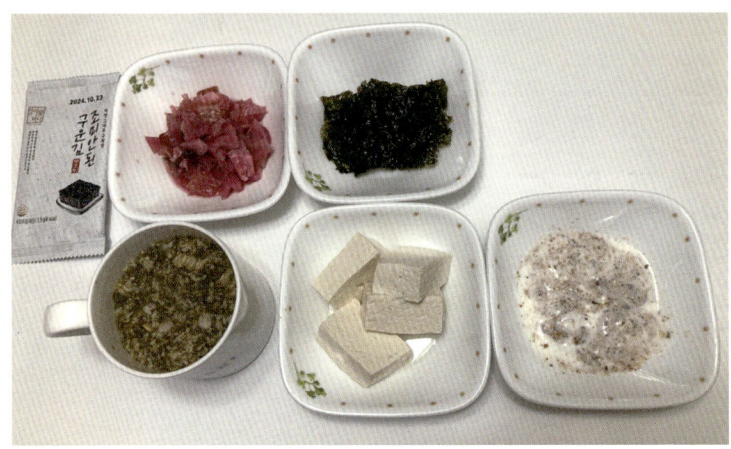

그림 5-1 아침 식사: 오른쪽부터 요구르트, 두부와 조미한 구운 김, 당뇨 죽과 당뇨 물김치, 조미 안된 구운 김

### 표 5 아침 식사 순서 (7:30~8:00)

수국잎차 (1컵)* 마신 후 당뇨 요구르트 (40~60g)*에 땅콩 가루 혹은 해바라기씨 가루 (10~20g)*를 넣어 섞고, 도자기나 플라스틱 숟가락을 사용해서 먹고 따뜻하게 데운 두부 반모 (~150g)를 조미한 구운 김 (~2g)과 함께 먹는다. 당뇨 죽을 당뇨 물김치와 함께 먹은 다음에 후식으로 조미 안된 구운 김 (~1.5g)을 먹고 수국잎차 마신다

\* 요구르트, 땅콩 가루, 볶은 콩가루 양은 혈당을 확인하면서 조절해야 한다.
  당뇨 요구르트를 먹기 전에 수국잎차 1 컵 마셔서 위산을 희석한다.

아침 식사는 다음과 같이 준비 한다:

### [5-1] 당뇨 요구르트 만들기

요구르트 스타터로서 동결 건조된 유산균 가루를 사용하여 무지방 우유를 재료로 당뇨 요구르트를 만든다.

### [5-1-1] 필요한 재료 및 기구
(1) 동결 건조한 유산균 가루
(2) 무지방 우유 (900 mL)
(3) 보온용 스티로폼 박스 (32cm×24cm×20cm; 두께 2cm), 사각 플라스틱 물통 (23cm×15cm×9cm)
(4) 요구르트병으로 사용할 플라스틱 뚜껑이 있는 유리병 (높이 12cm, 지름 8cm) 3개;
(5) 목이 긴 도자기 스푼
(6) 전자레인지
(7) 도자기 컵 2개

### [5-1-2] 기구 살균 소독
각 기구를 전자레인지를 이용해서 다음과 같이 가열 살균 소독한다:
(1) 물을 2/3 정도 채운 깨끗한 유리병 3개를 전자레인지에 넣는다. 물 2/3 정도 채운 깨끗한 유리 컵에 도자기 스푼을 넣은 후에 전자레인지에 함께 넣고 2분씩 3번 가열한다.
(2) 유리병의 플라스틱 뚜껑을 도자기 컵에 넣고 물을 잠길 만큼 붓

고 전자레인지에서 2분씩 2번 가열한다.
(3) 소독 후에 각 용기에 있는 뜨거운 물을 발효 보온기로 사용될 스티로폼 박스 안에 들어있는 사각 물통에 모은다. 스티로폼 박스에 뚜껑을 해서 물 온도가 식지 않도록 한다.
(4) 각 소독된 유리병은 뚜껑을 하고 상온이 될 때까지 기다린다.

[5-1-3] 당뇨 요구르트 만들기 순서
다음 순서에 따라 만든다 (그림 5-2):
(1) 냉동 보관 중인 동결 건조된 유산균 가루 봉지를 꺼내서 1시간 이상 상온에서 냉기를 뺀다.
(2) 냉장 보관 중인 무지방 우유를 꺼내서. 앞서 준비된 스티로폼 박스 안에 들어있는 사각 물통에 모인 뜨거운 물에 담구어서 40도 정도까지 데운다 스티로폼 박스에 뚜껑을 해서 물 온도가 식지 않도록 한다.
(3) 따뜻해진 무지방 우유를 소독한 3병에 같은 량이 (300mL) 되도록 소분한다.
(4) 여기에 동결 건조된 유산균 가루를 소독한 도자기 스푼을 사용하여 0.1g씩 (유산균 제제에 동봉된 작은 스푼의 약 1/5스푼이 0.1g에 해당됨) 가한 후 저어서 유산균 가루를 잘 분포 시킨다.
(5) 플라스틱 뚜껑으로 밀폐시킨다.
(6) 스티로폼 박스 안에 물이 40도 정도로 식으면 준비한 요구르트 병 3개를 넣어서 물이 병 목까지 올 정도로 조절하고 박스 뚜껑

을 닫고 약 8시간 이상 방치한다.

(7) 걸쭉한 요구르트가 만들어지면 꺼내서 냉장보관한다.

> 요구르트를 성공적으로 만드는 꿀팁:
> 첫째, 모든 용기 (유리병, 플라스틱 뚜껑, 도자기 스푼)를 철저히 소독 살균 해서 잡균을 제거 하고
> 둘째, 우유를 체온 정도로 데운 후에
> 셋째. 요구르트 스타터와 우유가 균일하게 섞어져야 하며
> 셋째, 유산균의 적정 발효 온도 32~42도 보다 넘지 않게 한다

이러한 조건을 잘 지키면 무지방 우유 가지고 전혀 문제 없이 요구르트를 제조할 수 있다. 매 번 먹기 전에 깨끗이 씻은 도자기 스푼을 도자기 컵에 넣고 물을 반쯤 붓고 전자레인지에서 3분간 가열하여 소독한다. 냉장 보관중인 당뇨 요구르트를 꺼내서 미리 소독한 도자기 스푼으로 취하고 땅콩 (혹은 아몬드, 혹은 해바라기씨) 가루를 넣어서 고소한 맛을 낸다. 요구르트는 도자기 혹은 플라스틱 스푼을 이용해서 먹는다.

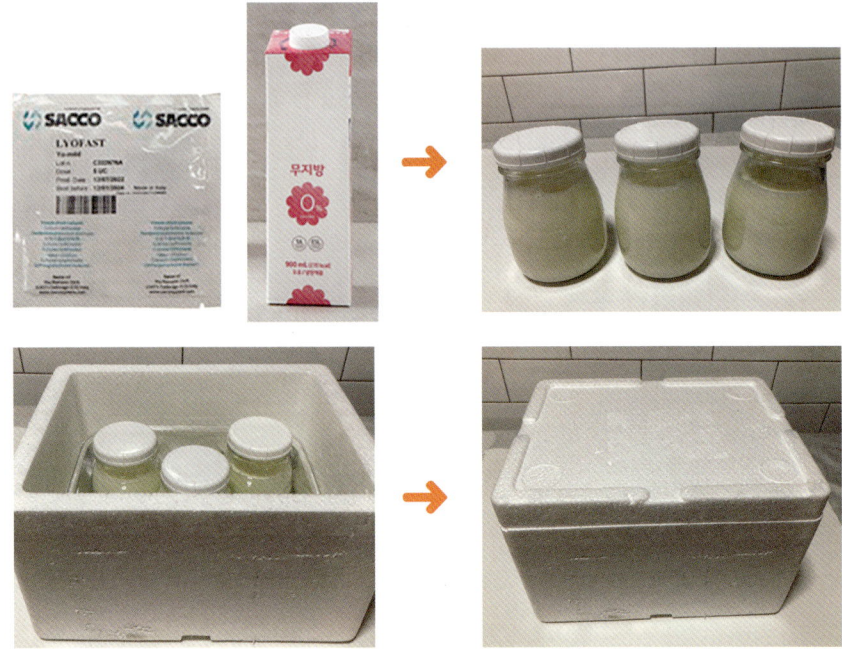

그림 5-2 당뇨 요구르트 만들기 순서

## [5-2] 두부 데우기

두부 반 모 (~150g)를 채반 위에 놓고 가볍게 물로 씻은 후에 오목한 사각 도자기 그릇에 옮겨서 칼로 4 등분 자른 후에 뚜껑을 하고 전자레인지에서 1분 정도 가온 한다. 가온 후에 남아있는 물을 따라 버린다.

## [5-3] 큐리 믹스 만들기

밀폐용 용기에 다음의 10종류 분말을 동일한 무게 비율로 넣고 균일 하게 섞는다: 양배추, 브로콜리, 깻잎, 뽕잎, 여주, 다시마, 생강, 강황, 아로니아, 계피. 조제한 큐리 믹스는 냉장 보관하면서 사용한다. 대부분의 재료가 매우 고운 가루이므로 조제하는 동안 가루가 흡입되지 않도록 마스크를 써야 한다.

## [5-4] 당뇨 죽 만들기

머그컵에 오트밀 (~20g), 치아씨드 (~20g), 코코넛 가루 (~20g), 큐리 믹스 (~5g) 넣고 뜨거운 물을 부어서 섞은 후에 뚜껑을 하고 ~15 분 정도 두면 걸쭉한 죽이 된다.

> 주의 사항: 치아씨드를 처음으로 먹을 경우에는 적은 양부터 (예 5g) 시작해서 각자의 몸에 적응시키면서 양을 차츰 증가 시켜야 한다

## [5-5] 당뇨 물 김치 만들기

양배추 혹은 브로콜리로 물김치를 만들기 위해서는 먼저 숨을 죽여야 한다. 일반적으로 소금에 절여서 물을 뺀다. 물을 뺀 후에 물김치 속

재료를 만들어서 섞은 후에 숙성 시킨다.

소금에 절이는 경우에 많은 시간이 걸리고 절인 후에 소금 끼를 제거하기 위해서 물 소비가 매우 크다. 그래서 소금을 사용하지 않고 전자레인지를 사용해서 물을 빼는 매우 신속하고 간단한 방법을 고안했다.

당뇨 양배추 물 김치 (그림 5-3)는 다음 순서에 따라 만든다:

[5-5-1] 양배추 숨 죽이기

(1) 백색 양배추와 적색 양배추를 각각 4 등분으로 자른 뒤 심지를 따로 떼어낸다. 백양배추와 적양배추 1:1 비율로 사방 1~1.5cm 정도의 크기로 자르고 떼어낸 심지는 얇게 채쳐서 함께 섞는다.
(2) 채친 심지와 자른 양배추를 베이킹 소다 물에 30 분 정도 이상 담가두었다가 헹군다.
(3) 큰 사발에 준비한 양배추를 한 주먹 넣고 작은 사발로 덮은 후에 전자레인지에서 양배추 양에 따라서 50초부터 1분 20초간 열을 가해서 물을 살짝 빼서 숨을 죽인다.

[5-5-2] 양배추 물 김치 숙성하기
(1) 숨이 죽은 양배추에 배추, 무, 마늘, 양파, 대파, 당근, 생강과 천일염 만으로 만든 물김치 속 재료를 넣거나 혹은 이미 이렇

게 만들어진 나박 물 김치를 시장에서 구입해서 넣고 섞은 후 밀폐용 유리용기에 옮긴다.

(2) 상온에서 2~3일 간 숙성하고 김치 냉장고에 보관한다. 숙성되면서 적 양배추의 적색이 빠져나와 물김치 전체가 와인 색으로 변한다.

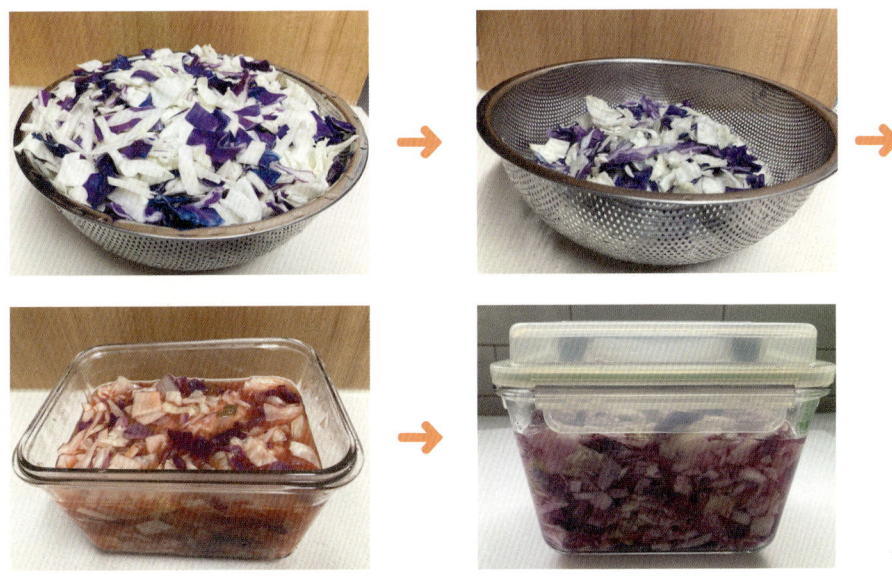

그림 5-4 당뇨 양배추 물 김치 담는 순서

당뇨 브로콜리 물 김치 (그림 5-4)는 다음 순서에 따라 만든다:

[5-5-3] 브로콜리 숨 죽이기

(1) 브로콜리 줄기를 따로 떼어내고 작은 송이들을 하나하나 떼어

낸다. 큰 송이는 한 입 크기로 반 이상으로 잘라주고 줄기에 붙어있는 잎사귀도 한입 크기로 자른다. 떼어낸 줄기의 질긴 섬유질만 벗겨내고 영양 성분이 많은 부드러운 부분을 얇게 슬라이스하고 송이들과 함께 섞는다.

(2) 베이킹 소다 물에 30분 정도 이상 담가두었다가 헹군다.

(3) 큰 사발에 준비한 브로콜리를 한 주먹 넣고 작은 사발로 덮은 후에 전자레인지에서 브로콜리 양에 따라서 50초부터 1분 20초간 열을 가해서 물을 살짝 빼서 숨을 죽인다.

[5-5-4] 브로콜리 물 김치 숙성하기

(1) 숨이 죽은 브로콜리에 무, 배추, 배, 양파, 마늘, 파, 생강과 천일염 만으로 만든 물김치 속 재료를 넣거나 혹은 이미 이렇게 만들어진 나박 김치를 시장에서 구입해서 넣고 섞은 후 밀폐용 유리용기에 옮긴다.

(2) 상온에서 2~3일 간 숙성하고 김치 냉장고에 보관한다. 숙성되면서 브로콜리의 녹색이 노르스름한 색으로 변한다.

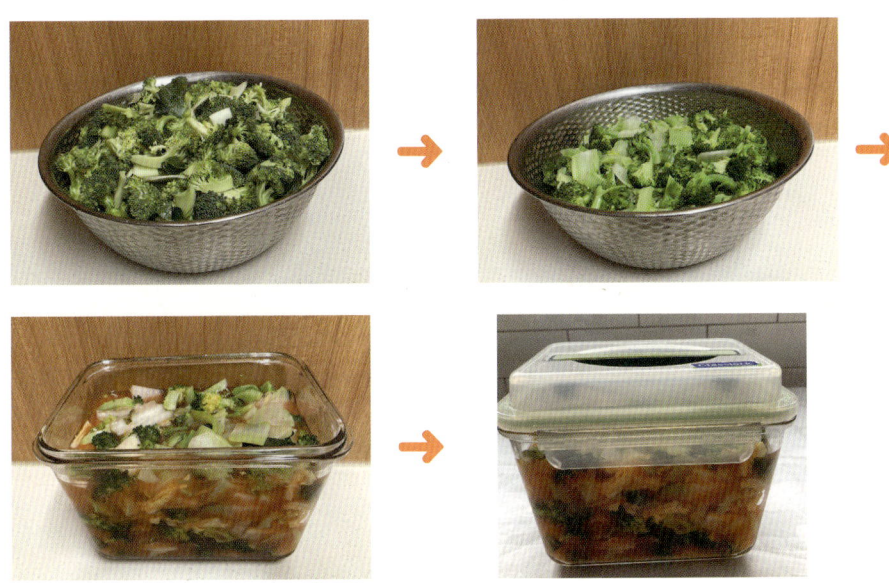

그림 5-4 당뇨 브로콜리 물김치 담는 순서

## [5-6] 수국잎차 만들기

주전자의 물을 (1리터 정도) 먼저 끓인 후에 겉만 살짝 씻은 수국차 잎을 (4~5잎 정도) 넣고 우린다 (15분 정도). 우려낸 차를 보온병에 부어서 보관한다. 혹은 티 메이커를 이용해서 티 망에 수국차 잎을 (5잎 정도) 정도 넣고 가볍게 물로 씻은 후에 막 끓인 물을 부어서 우린다 (그림 5-5). 수국잎차 색이 진해지면 보온병에 부어서 보관한다. 세번 정도 계속 끓인 물을 부어서 우릴 수 있어서 매우 편리하다.

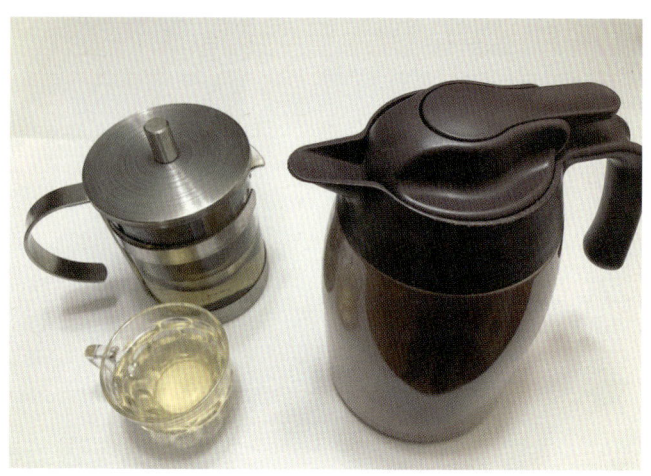

그림 5-5 티 망을 이용한 수국잎차 만들기

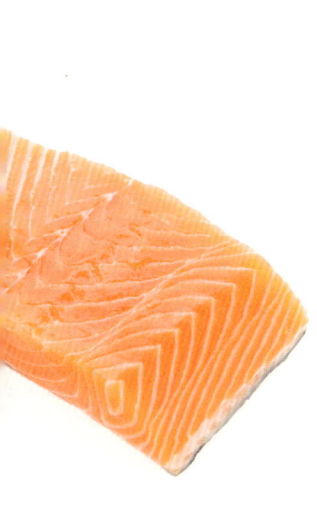
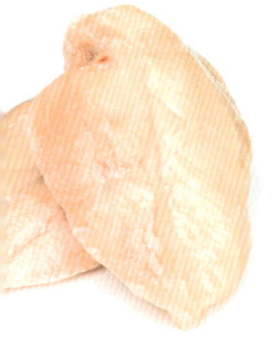
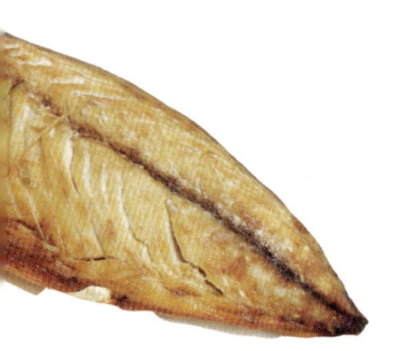
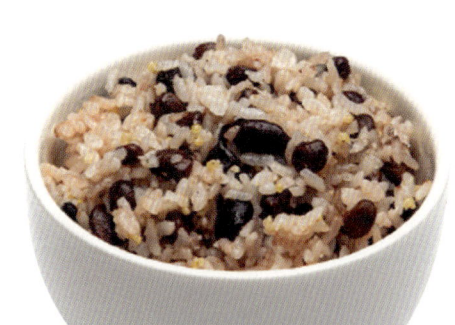

## 제 6 장

### 기본적인
### 점심 식사 순서와
### 식사 준비

## 제 6 장  기본적인 점심 식사 순서와 식사 준비

점심식사에는 비빔밥 (표 6-1), 해물 덮밥 (표 6-2) 그리고 두부면 토마토 파스타 (표 6-3) 세가지 메뉴가 있다. 다음 표 6-1 혹은 표 6-2, 혹은 표 6-3에 따라 점심 식사를 한다:

### [6-1] 비빔밥 메뉴

점심 비빔밥 식사 (그림 6-1)를 점심 식단표 (표 6-1) 순서대로 한다.

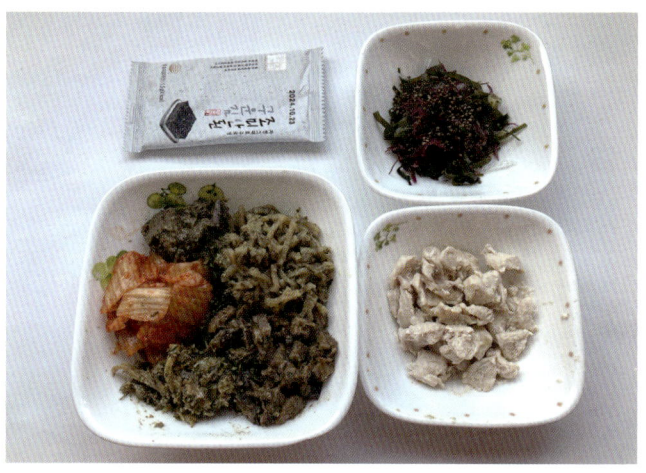

그림 6-1 비빔밥 식사 (닭가슴살인 경우임): 오른쪽부터 닭가슴살과 해초모듬 무침, 나물과 맛김치를 넣은 당뇨밥과 조미 안된 구운 김

> **표 6-1 점심 식사 순서 (12:30~13:00)**
>
> 조리하고 따뜻하게 데운 다음의 고기류 혹은 어류 중에서 택일하고 해초모듬 무침과 함께 먹는다: 닭가슴살 (~120g), 쇠고기 사태살 (~120g), 돼지 등심 (~120g), 순살 삼치 (~150g), 순살 고등어 (~150g), 연어 (~120g)
> 이어서 네가지 나물, 맛김치, 파슬리, 사과식초, 올리브유, 들깨를 넣고 섞어 만든 당뇨 비빔밥을 먹는다. 후식으로 조미 안된 구운 김 (~1.5g)을 먹은 다음 수국잎차를 마신다.

비빔밥 점심 메뉴는 고기류 및 어류에 따라서 6종류가 있으며, 또한 어떤 나물을 선택하느냐에 따라서도 매일 점심을 변화 시킬 수 있다.

비빔밥 메뉴 점심 식사 (그림 6-1)는 다음과 같이 준비한다:

## [6-1-1] 고기류 준비하기

(1) 쇠고기 사태살 및 돼지 등심 준비: 냉동된 고기를 해동시킨 후 물로 씻어서 충분히 핏물을 빼고 기름을 최대한 제거하고 물기를 뺀 후 압력 솥에 넣는다. 그 위에 월계수 잎 8장 정도 넣고 강열에서 가열한다 (물 넣지 않아도 고기 자체에 충분히 물이 있음). 안전핀이 올라가고 추가 돌기 시작 후 25분 (쇠고기 사태살) 혹은 15분 (돼지 등심) 간 계속 가열한다. 익은 고기를 건지면 지방이 거의 제거되므로 식은 후에 ~120g씩 밀폐용 용기에 소분해서 냉동 보관한다. 먹을 때에는 냉동된 고기를 한 통 미리 꺼내서 해동시킨 후 접시에 놓고 작게 가위로 자르고 뚜

껑을 한 후에 전자레인지에서 2분 정도 데운 다음 해초모듬 무침과 같이 먹는다.

(2) 닭가슴살 준비: 냉동된 닭 가슴살을 비닐백 내에 들어있는 채 실온에서 6시간 이상 녹인다. 녹은 닭가슴살 ~120g씩 밀폐용 용기에 소분해서 냉동 보관한다. 먹을 때에는 냉동된 닭가슴살 한 통 미리 꺼내서 상온에서 해동시킨 후에 접시에 놓고 작게 가위로 자르고 뚜껑을 한 후 전자레인지에서 2분간 익힌다. 익은 닭가슴살 위에 올리브유를 ~1 테이블스푼 넣고 해초모듬 무침과 같이 먹는다

[6-1-2] 어류 준비하기

(1) 연어 준비: 냉동된 연어를 실온에서 6시간 이상 해동한다. 녹은 연어 ~120g씩 밀폐용 용기에 소분해서 냉동 보관한다. 먹을 때에는 미리 꺼내서 해동시킨 후 접시에 놓고 위를 덮은 후에 전자레인지에서 2분 정도 데운 다음 해초모듬 무침과 같이 먹는다.

(2) 삼치와 고등어는 산폐를 막기 위해서 식용유를 사용한 구이식 대신에 사과식초를 넣고 조림식으로 다음과 같이 조리한다: 스테인리스 스틸 후라이팬에 손질된 순살 삼치 4조각 (~350g) 혹은 순살 고등어 4조각 (~300g) 을 씻어서 푸른 등이 위가 되도록 팬에 넣는다. 생선 위에 생선살을 단단히 하고 비린내를 줄이기 위해서 사과식초를 넉넉히 붓고 뚜껑을 한다. 전기레

인지는 10으로 맞추고 15분 간 가열한다. 불을 끈 후에 생선을 뒤집어놓고 후추가루를 뿌리고 뚜껑을 한 상태로 여열에 의해서 수분이 마를 때까지 익힌다. 해초모듬 무침과 같이 먹는다

[6-1-3] 해초모듬 준비하기

미역, 미역줄기, 다시마, 세모가사리, 한천, 불등가시리, 돌가사리, 진두발의 8종류의 바로 먹을 수 있게 말린 해초로 구성된 해초모듬(~20g)을 보관용 사각 밀폐용 용기에 넣고 물로 세 번 정도 충분히 세척한다. 물을 넣어서 10분 정도 불린 후에 물기를 제거하고 사과식초 1테이블스푼 정도 넣는다. 식초가 전체적으로 섞어 지도록 밀폐 뚜껑을 한 다음 꺼꾸로 10분 정도 놓았다가 바로 해서 냉장보관한다 (식초는 해조류를 상하지 않게 하는 보존제 역할을 함).

[6-1-4] 해초모듬 무침

냉장보관된 해초모듬을 반찬 접시에 2테이블스푼 정도 취하고 파슬리 플레이크 (~0.5 테이블스푼), 사과식초 (~1 티스푼), 들깨 (~1 티스푼)를 넣고 섞는다.

[6-1-5] 당뇨 반찬 만들기

맛을 내고 간을 하기 위해서 다진 마늘, 다진 생강, 양파가루, 후추가루 그리고 소금 대신 잔멸치와 다시마 가루를 사용한다. 스테인리스

스틸 후라이팬을 사용해서 나물 재료를 익힐 때 산폐를 막기 위해서 기름 대신 생수를 사용한다. 익은 재료가 거의 식을 때 여주 가루, 파슬리 플레이크, 들깨 가루와 생들기름을 마지막으로 넣고 섞는다. 유리 밀폐용 용기에 바로 소분하고 뜨거울 때 뚜껑을 한 후 식으면 냉장보관한다. 이렇게 하면 밀봉 효과가 있어서 일주일 넘게 냉장 보관할 수 있다.

(1) 연근·버섯 나물: 마른 연근 (~80g)을 물에 불린 후에 작게 잘라서 스테인리스 스틸 후라이팬에 넣고 작게 자른 새송이 버섯 (~300g) 혹은 표고 버섯(미리 물에 불린)을 넣은 후에 잔멸치 (~4 테이블스푼), 양파가루 (~1 테이블스푼), 다진 마늘 (~1 테이블스푼, 혹은 ~20g), 다진 생강 (~1 테이블스푼, 혹은 ~20g), 다시마 가루 (~4 테이블스푼), 그리고 생수 (2~3 컵) 넣고 뚜껑을 한 후 전기레인지는 10으로 맞추고 가열 한다. 김이 나기 시작하면 전기레인지는 5로 맞춘 후 재료가 익을 때까지 가열한다. 불을 끄고 거의 식었을 때 후추가루 (~1 티스푼), 여주 가루 (~1 티스푼), 파슬리 플레이크 (~1 테이블스푼), 들깨가루 (~3 테이블스푼), 생들기름 (~3 테이블스푼) 넣고 잘 섞은 후에 밀폐용 유리 용기에 소분하고 뜨거울 때 뚜껑을 한다 (그림 6-2).

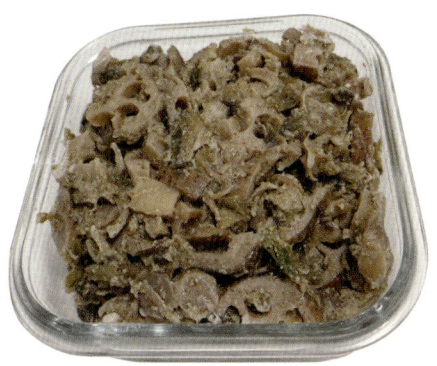

그림 6-2 연근·버섯 나물

(2) 우엉·당근 나물: 우엉채 (~200g) 를 물로 헹군 후에 ~2cm 크기로 쓴다. 채 썰은 당근 (~100g)과 섞은 후에 연근· 버섯 나물 조리법에 따라서 조리하고 소분한다 (그림 6-3).

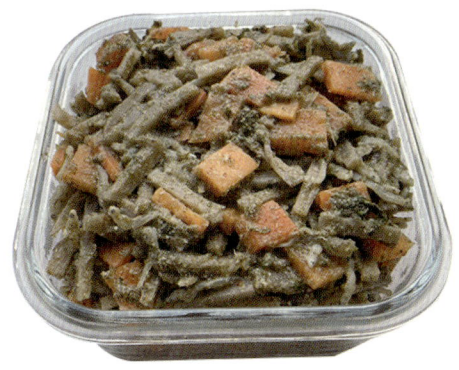

그림 6-3 우엉·당근 나물

(3) 무 나물: 가늘게 썰어 말린 무말림 (~200g)의 겉을 한번 씻은 후에 물에 30 분 정도 이상 담구었다가 물을 뺀 후에 연근·버섯 나물 조리법에 따라서 조리하고 소분한다 (그림 6-4).

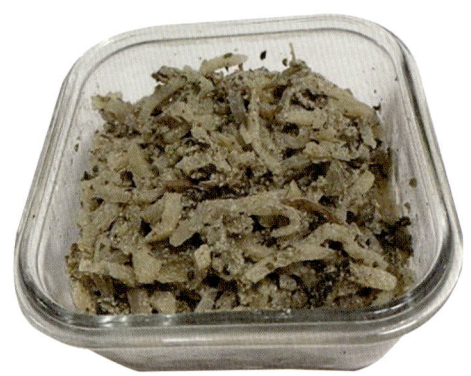

그림 6-4 무 나물

(4) 황태·대파 나물: 마른 황태체 ~200g (한 팩)을 물에 충분히 불려서 한입 크기로 자르고 대파 (~200g)를 작게 썰어서 넣은 후에 스테인리스 스틸 후라이팬에 넣고 다진 마늘 (~1 테이블스푼), 다진 생강 (~1 테이블스푼), 잔멸치 (~4 테이블스푼) 및 다시마 가루 (~4 테이블스푼) 넣고 물을 2 컵 부은 후에 뚜껑을 하고 전기레인지를 10으로 맞추고 20 분 가열 후에 끈다. 불을 끄고 거의 식었을 때 후추가루 (~1 티스푼), 여주 가루 (~1 티스푼), 파슬리 플레이크 (~2 테이블스푼), 들깨가루 (~3 테이블스푼), 생들기름 (~3 테이블스푼) 넣고 잘 섞은 후에 밀폐용 유리 용기에 소분하고 뜨거울 때 뚜껑을 한다 (그림 6-5).

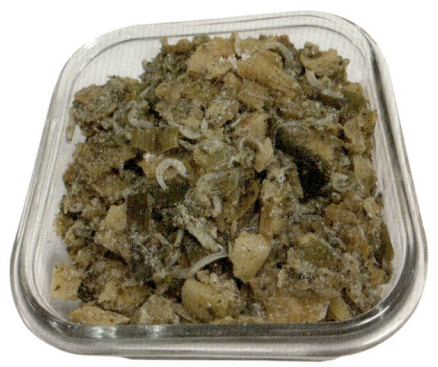

그림 6-5 황태·대파 나물

(5) <u>취나물</u>: 냉동된 손질한 취 나물 300g 두 팩을 상온에서 해동시킨 후에 물에 한 번 씻고 한 입 크기로 자른 후에 스테인리스 스틸 후라이팬에 넣고 황태·대파 나물 조리 절차에 따라 조리하고 소분한다 (그림 6-6).

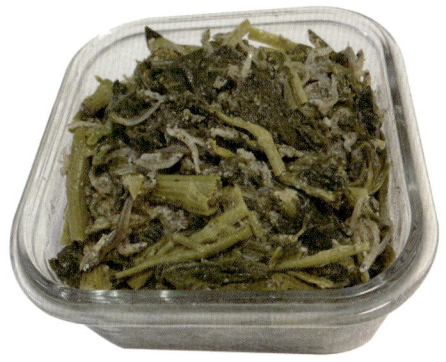

그림 6-6 취 나물

이 외에 도라지, 세발나물, 쥬키니, 오이. 콩나물, 브로콜리, 깻잎, 가지 등도 취나물 조리법으로 조리해서 당뇨 나물로 이용할 수 있다.

(6) 시중에서 구입한 맛김치는 한 입 크기로 썰어서 양파, 다시마, 북어를 푹 고아 만든 육수를 넣고 담아서 바로 먹을 수 있게 담은 무가당 김치이다. 그래서 당뇨 김치로 이용할 수 있다.

[6-1-6] 당뇨 밥 만들기

혼합 곡물 (귀리: 보리: 율무: 백미)과 혼합 콩 (쥐눈이 콩: 팥: 녹두) 각각 2 컵을 취해서 세 번 정도 씻은 후 물을 부어서 자주 물을 교체하면서 10 시간 이상 불린다. 물을 뺀 후에 전기 압력밥솥에 넣고 생수 2 컵 붓고 잡곡밥 메뉴로 조리한다. 조리가 끝나면 뜨거울 때 바로 스테인리스 스틸 밀폐용기에 담고 뚜껑을 한 후에 식으면 냉장보관한다 (그림 6-7).

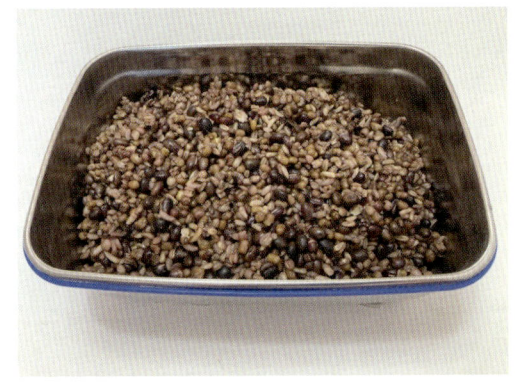

그림 6-7 당뇨 밥

[6-1-7] 비빔밥 만들기

사기 사발에 냉장 보관된 당뇨 밥 (~100g)을 담고 전자레인지에서 1.30분 정도 데운 후에 파슬리 (~1 테이블스푼), 사과식초 (~1 테이블스푼), 들깨 (~1 티스푼), 올리브유 (~2 테이블스푼)을 넣는다. 이어서 연근·버섯 나물, 우엉·당근 나물, 무 나물, 황태·대파 나물, 맛김치 등을 넣은 후에 잘 섞어서 비빔밥을 만든다.

[6-2] 해물 덮밥 메뉴

해물 덮밥 메뉴 점심 식사 (그림 6-8)는 다음의 식단표 (표 6-2) 순서대로 한다:

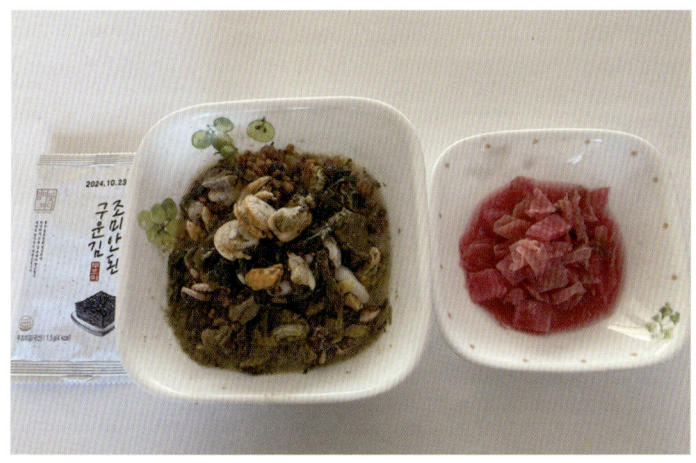

그림 6-8 해물 덮밥 식사: 오른쪽부터 당뇨 물 김치, 해물 덮밥과 조미 안된 구운 김

### 표 6-2 점심 식사 순서 (12:30~13:00)

굴, 홍합 그리고 바지락으로 구성된 해물모듬 (~200g), 네가지 나물을 넣고 만든 해물 덮밥을 물김치와 먹고 나서 후식으로 조미 안된 구운 김 (~1.5g)을 먹은 다음 수국잎차를 마신다

해물 덮밥 메뉴 점심 식사는 다음과 같이 준비 한다:

(1) 냉동굴, 냉동 홍합, 냉동 바지락 동량을 잘 섞어서 세 종류로 구성된 해물모듬을 만들고 냉동보관한다.

(2) 준비한 냉동 해물모듬 (~200g) 겉을 흐르는 물로 씻고 물기를 뺀 후에 사발에 넣는다.

(3) 이어서 냉장 보관된 당뇨 밥 (~100g)을 담고 해초모듬 (1테이블스푼)을 그 위에 얹고 사발보다 작은 도자기 사발로 덮은 후에 그 위를 사발보다 큰 넓은 도자기 접시로 덮고 전자레인지에서 ~3분 정도 가열 한다.

(4) 가열한 후에 파슬리 (~1 테이블스푼), 사과식초 (~1 테이블스푼), 올리브유 (~2 테이블스푼)를 넣고 들깨 (~1 티스푼)를 뿌린다.

(5) 그 위에 연근·버섯 나물, 우엉·당근 나물, 무 나물, 황태·대파 나물 등을 넣은 후에 잘 섞어서 해물 덮밥을 만든다.

### [6-3] 두부면 토마토 파스타 메뉴

두부면 토마토 파스타 메뉴 점심 식사 (그림 6-9)는 다음의 식단표 (표 6-3) 순서대로 한다:

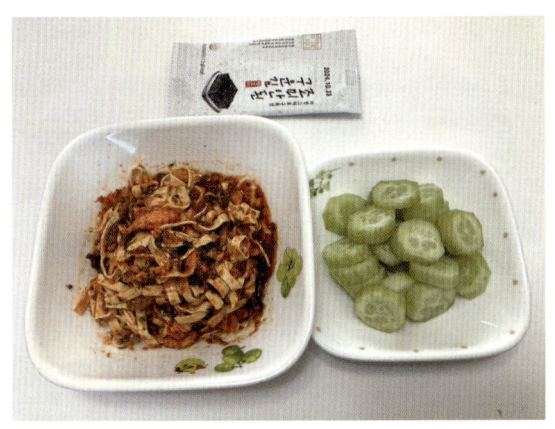

그림 6-9 두부면 토마토 파스타 식사 (닭가슴살): 왼쪽부터 두부면 파스타, 오이 피클과 조미 안된 구운 김

### 표 6-3 점심 식사 순서 (12:30~13:00)

고기류 중에서 닭가슴살 (~120g) 혹은 굴, 홍합 그리고 바지락으로 구성된 해물모듬 (~200g)을 넣은 두부면 토마토 파스타를 무가당 무염 오이 피클과 함께 먹고 나서 후식으로 조미 안된 구운 김 (~1.5g) 을 먹은 다음 수국잎차를 마신다

두부면 토마토 파스타 점심 메뉴에는 닭가슴살, 혹은 해물모듬을 넣느냐에 따라서 두 종류가 있다. 파스타의 토마토 소스로는 토마토 페이스트를 이용한다 (그림 3-11 참조).

두부면 토마토 파스타 메뉴 점심 식사는 다음과 같이 준비 한다:
(1) 100% 콩으로 만든 두부로 5mm 굵기의 탄력있는 면발로 제조된 두부면을 시중에서 구입한다. 물로 살짝 헹군다.

(2) 사발에 해동한 닭가슴살을 넣고 잘게 자른다. 해물모듬인 경우에는 자르지 않는다. 여기에 토마토 페이스트 (~2 테이블스푼)와 해초모듬 (~1 테이블스푼)을 넣고 잘 섞는다. 그 위에 치즈채 (~1 테이블스푼)를 넣고 준비한 두부면 (~100g)을 위에 얹는다. 사발보다 작은 도자기 사발로 덮은 후에 그 위를 사발보다 큰 넓은 도자기 접시로 덮고 전자레인지에서 2~3 분 정도 가열 한다.

(3) 가열 후에 파슬리 (~1 테이블스푼), 사과식초 (~1 테이블스푼), 올리브유 (~2 테이블스푼)를 넣고 들깨 (~1 티스푼)를 뿌리고 잘 섞는다.

**오이피클 만드는 법**

파스타와 함께 먹는 무가당 무염 오이 피클은 다음과 같이 준비한다:

(1) 먼저 굵은 소금으로 깨끗이 씻은 오이는 ~ 0.5cm 두께로 자른다.

(2) 물 800mL에 굵은 소금 ~ 4 테이블스푼 넣고 끓인다

(3) 끓는 소금물을 자른 오이에 부어서 약 20~30분 정도 후에 체에 부어서 물기를 빼고 식힌다

(4) 식은 오이를 밀폐용 용기에 넣고 사과식초를 오이의 1/5 정도 넣은 후에 밀폐 뚜껑을 한 다음 식초가 전체적으로 섞어 지도록 꺼꾸로 30 분 정도 놓았다가 바로 해서 냉장보관한다.

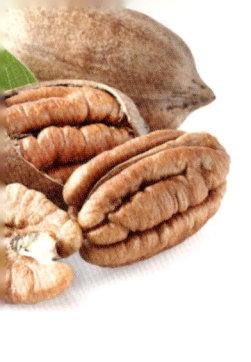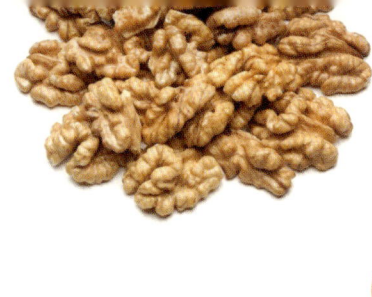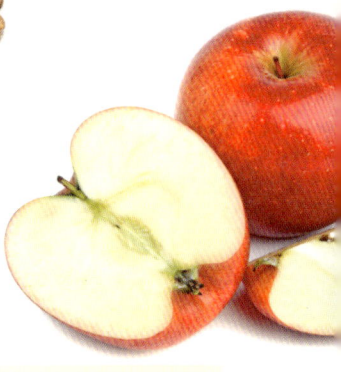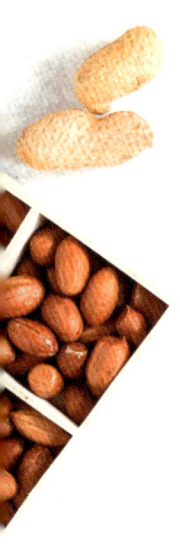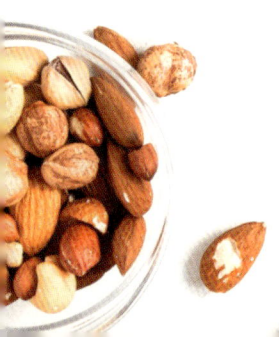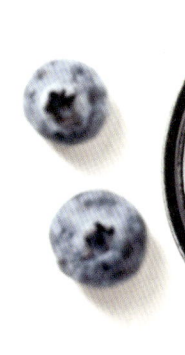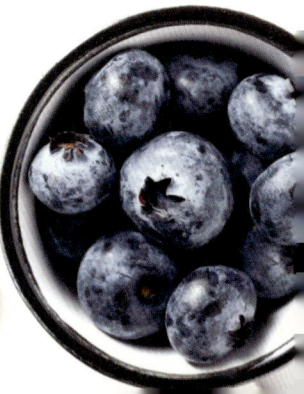

제 7 장

간식과 준비

## 제 7 장  간식과 준비

저녁 식사 2시간 반 전에 견과류·과일 혹은 견과류·병아리콩·블루베리 혹은 당뇨 빵·당뇨 바 (그림 7)를 간식 식단표 (표 7) 순서대로 먹는다:

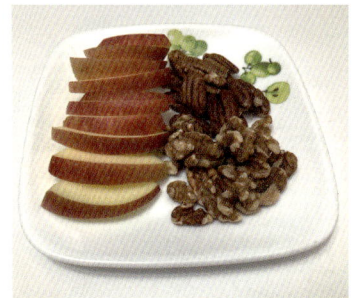
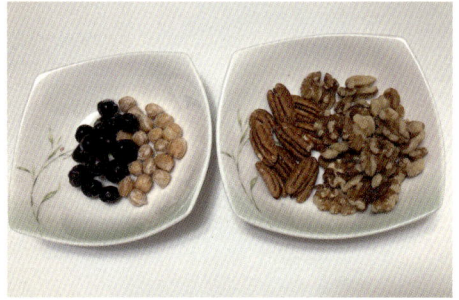
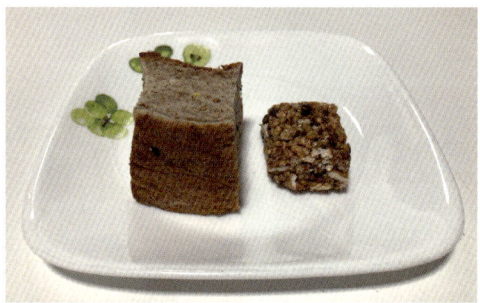

그림 7 간식: 위는 견과류·사과 (왼쪽), 견과류·병아리콩·블루베리 (오른쪽), 아래는 당뇨 빵·당뇨 바

## 표 7 간식 식단 (16:00~16:30)

피칸과 호두 (~30g)를 먹고 배 1/4 쪽, 중간 크기의 사과 반 쪽, 혹은 블루베리 (~20 g)에 병아리콩 혹은 호랑이 강낭콩 (~30g)이 섞인 블루베리 (~20g), 혹은 당뇨 빵 (~30g) 과 당뇨 바 (~10g) 먹고 나서 수국잎차를 마신다

 

견과류 중에서 갈지 않고 그대로 먹을 수 있는 부드러운 호두, 피칸 및 잣을 간식으로 선택한다. 과일은 상당량의 당류가 함유되어 있으므로 부록-1를 참조해서 혈당지수가 40이하인 사과, 배, 복숭아, 자몽, 살구를 계절에 따라 선택한다. 혈당지수가 40이상이지만 항산화 작용이 큰 블루베리를 밤 맛을 가지면서 혈당지수가 낮은 병아리콩 (혹은 호랑이 강낭콩)과 섞으면 전체적인 혈당지수를 떨어뜨릴 수 있다. 병아리콩 (호랑이 강낭콩)은 8-2에 따라서 삶는다. 과일은 생으로 먹고 식후 디저트로 먹지 않는다. 간식은 산보 후에 공복감을 느낄 때 먹어야 배고픔도 잊고, 과식도 예방할 수 있다.

과일이나 견과류 혹은 병아리콩 대신에 손쉽게 준비할 수 있는 당뇨 빵과 당뇨 바를 추천한다. 점차 늘어나는 당뇨인을 위해서 혈당을 올리지 않도록 개발된 당뇨 빵은 설탕과 밀가루는 물론 어떤 곡물 가루도 없이 발효된 빵으로서 식이섬유, 밀 단백질, 다양한 견과류와 씨드 등과 감미료로서 알룰로스가 함유된 저탄수화물 고단백질 빵이다.

당뇨 바는 돼지감자와 여주 추출 분말, 견과류 및 렌틸콩, 패각 칼슘 분말 등과 감미료로서 말티톨과 알룰로스가 함유된 저당 저나토륨, 고

식이섬유, 고칼슘 영양 과자이다.

　간식은 산보 후에 공복감을 느낄 때 먹어야 배고픔도 잊고, 과식도 예방할 수 있다.

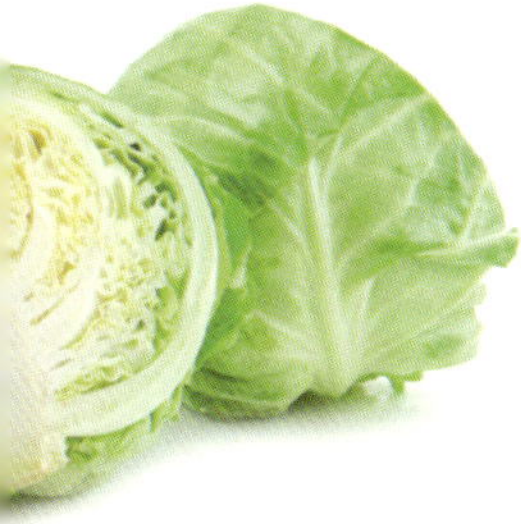

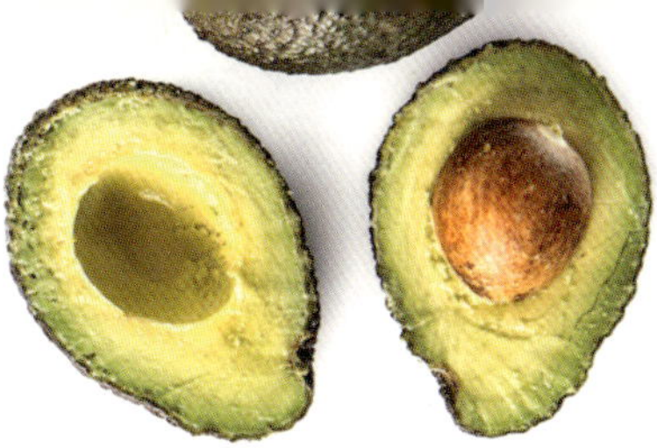

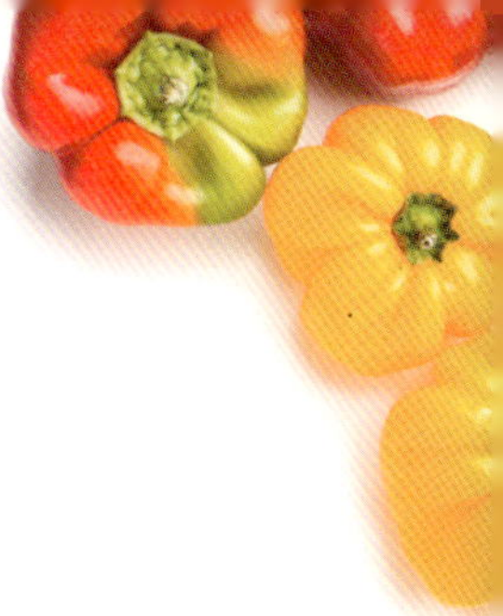

# 제 8 장

## 기본적인 저녁 식사 순서와 식사 준비

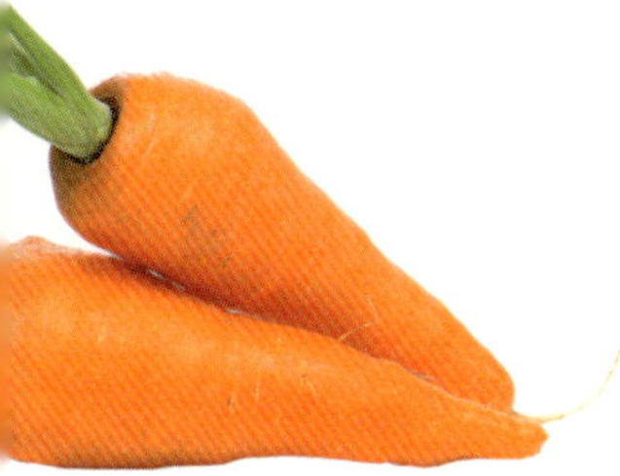

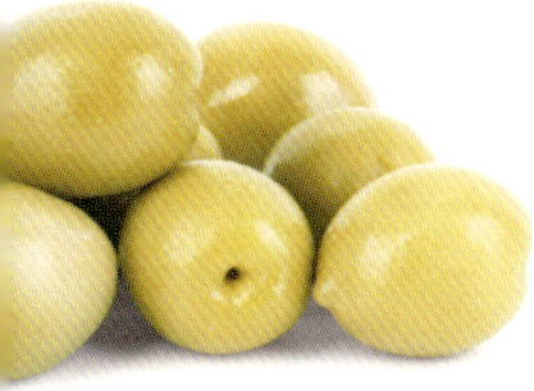

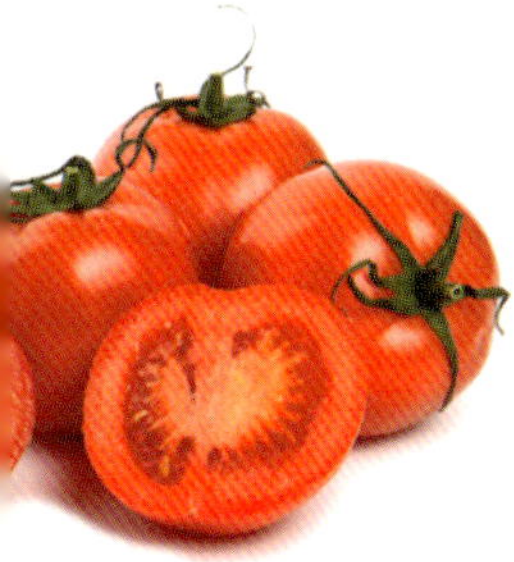

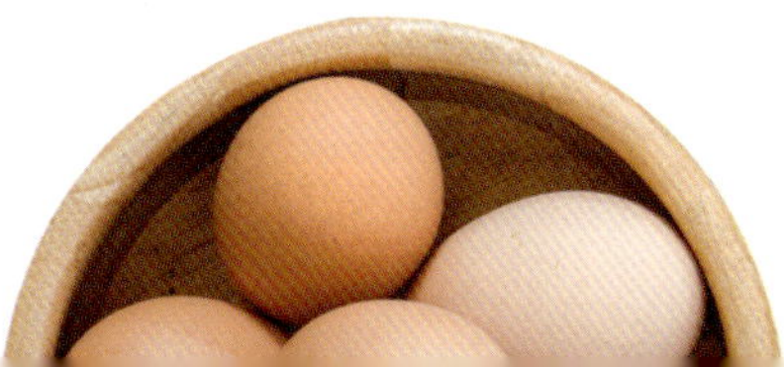

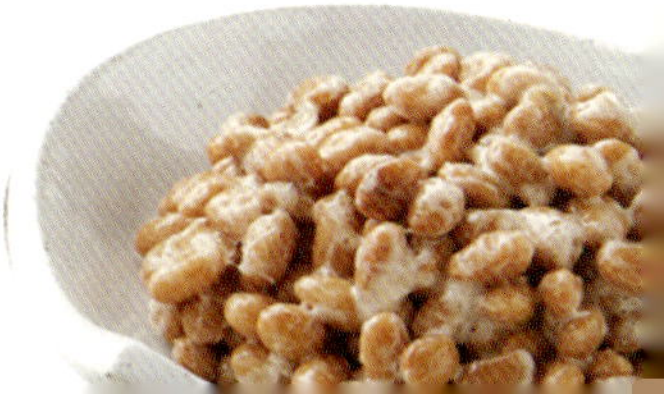

## 제 8 장  기본적인 저녁 식사 순서와 식사 준비

운동량이 적은 저녁 식사는 아침 식사보다 훨씬 간단히 준비할 수 있다. 저녁 식사 (그림 8)는 다음 순서에 따라 먹는다 (표 8).

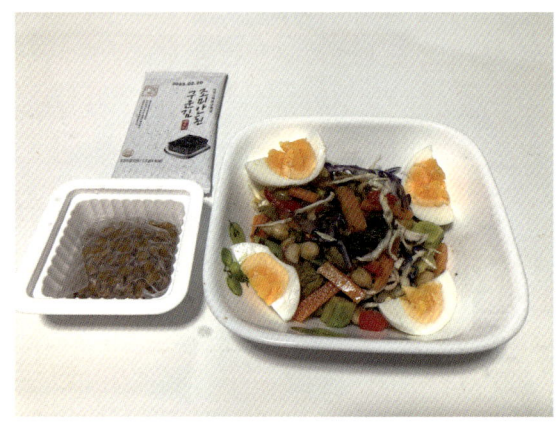

그림 8 저녁 식사: 오른쪽부터 샐러드, 나또와 조미 안된 구운 김

### 표 8 저녁 식사 순서 (19:00~19:30)

삶은 계란 1개 먹은 후 당뇨 샐러드 이어서 나또 (~50g)를 먹는다. 이어서 무염 뱅어포 혹은 잔멸치를 먹고 후식으로 조미 안된 구운 김 (~1.5g)을 먹은 후에 수국잎차를 마신다

무염 뱅어포 혹은 잔멸치는 당뇨 빵 (참조 제 7장)으로 대체할 수 있다.

저녁 식사는 다음과 같이 준비 한다.

### [8-1] 계란 삶기

삶는 동안 깨지지 않도록 냉장보관 중인 찬 계란을 꺼내서 3시간 정도 방치해서 상온이 되게 한다. 계란 겉을 채소용 세정액으로 깨끗이 씻은 후에 계란 삶는 기기로 삶는다 (혹은 압력솥을 이용해서 삶을 수 있다). 삶은 계란을 미리 준비한 얼음 물에 즉시 넣고 냉각시켜서 껍질을 쉽게 깔 수 있게 한다. 식은 계란을 마른 수건으로 닦은 후에 밀폐용 용기에 넣고 냉장보관한다.

### [8-2] 채소류와 병아리콩 준비

(1) 당근채 : 미리 씻은 당근의 껍질을 벗긴 후 ~ 2cm 길이로 채를 썬 후에 사기 사발에 담고 전자레인지에서 양에 따라서 2~5분 간 가열하여 익힌다. 식힌 후에 밀폐용 용기에 넣고 보존제인 사과식초를 뿌린 후에 냉장 보관한다.

(2) 양배추채 : 백양배추와 적양배추 1:1 비율로 채칼을 이용해서 채를 썬후에 물을 붓고 베이킹 소다를 뿌린 후에 1시간 정도 담구었다가 헹군다. 야채 탈수기로 충분히 수분을 뺀 후 밀폐용 용기에 넣고 냉장보관한다.

(3) 병아리콩 삶기 : 이 물질을 제거하고 물로 세번 정도 씻은 후 6시간 이상 물이 모자라면 더 부어 주면서 충분히 불린다. 스트레이너에 부어서 물을 뺀 후에 압력솥에 넣고 물 ~ 0.5컵 정도 붓는

다. 가열 시작해서 추가 돌기 시작하면 가열을 중단한다. 스트레이너에 부어서 물을 빼고 식은 후에 밀폐용 용기에 담고 냉동보관한다.

(4) 파프리카 : 겉을 채소용 세정제로 씻고 마른 수건으로 닦은 후에 반으로 자르고 씨를 뺀 후에 사방 ~ 0.5cm 정도 크기로 썰어서 사기 사발에 담는다. 파프리카의 색소 성분의 흡수를 높이기 위해서 전자레인지에서 양에 따라 ~ 3분 정도 가열하여 익힌다. 식힌 후에 밀폐용 용기에 넣고 보존제인 사과식초를 뿌린 후에 냉장 보관한다.

(5) 그린 올리브 : 시판되는 그린 올리브의 짠맛을 줄이기 위해서 최소 하루 전에 용기에 있는 용액의 80% 정도를 비우고 생수를 채워 잘 흔들어준 후에 냉장보관한다.

(6) 토마토 퓨레 : 생토마토 대신에 시판되는 토마토 퓨레을 이용하면 토마토의 항산화 성분인 붉은 색소 리코팬의 흡수율을 높일 수 있다 (그림 3-11 참조). 또한 토마토 세척 단계가 생략되므로 물 사용이 완전히 없어져 샐러드 준비 시간이 대폭 단축된다.

### [8-3] 당뇨 샐러드 만들기

샐러드 그릇에 준비한 양배추채 (~50g) 넣고 그 위에 미리 준비한 당근채 (~30g)와 파프리카 (~30g)를 넣는다. 냉동보관중인 청크 타입 아보카도 (~30g)와 병아리콩 (~30g)을 각 각 전자레인지에서 30 초 정도 데운 후에 넣고 그린 올리브 (~6 알)와 토마토 퓨레 (~1 테이블스푼)를 넣고 이어서 파슬리 플레이크 (~1 테이블스푼), 큐리 믹스 (~1 테이블스푼)을 넣고 사과식초 (~1 티스푼), C8-MCT 오일 (~1 테이블스푼)을 넣은 후에 잘 섞는다. 그 위에 껍질 벗긴 삶은 계란 1개를 얹는다.

> 주의 사항: C8-MCT 오일을 처음으로 먹을 경우에는 위장관 부작용을 막기 위해서 소량부터 (1 티스푼 정도) 시작해서 각자의 소화기관에 내성이 생기면 차츰 그 양을 증가 시켜야 한다

## [8-4] 나또 준비

냉동보관중인 나또를 실온에서 2시간 이상 혹은 냉장고에서 8시간 정도 해동한다. 나또의 점액 속에 들어 있는 나토키나제 성분은 열에 약하므로 가열하지 않아야 한다. 해동한 후에 필름지를 제거하고 동봉된 겨자 소스를 넣는다. 이어서 오메가-3 지방산이 풍부한 생들기름 (~1 티스푼) 가하고 나무 젓가락으로 약 30~40회 정도 충분히 저어 끈적한 점액실이 나오게 한다. 깨, 김가루, 깻잎 채, 김치 등을 넣고 먹어도 좋다.

## 참고문헌

1. 『Always Hungry?』 by David Ludwig, MD, PhD, 2016, Grand Central Life & Style Hachette Book Group, New York.
2. 『혈당을 알면 당뇨병 없이 산다』, 앤 피탄트, 프리벤션 매거진 편집부 지음, 안철우, 전제아 옮김, 2007, ㈜한언
3. 『당뇨병 칼로리북』, 한영실 지음, 현암사, 2004
4. 『개정된 식품교환표를 이용한 식사계획 활용법』, 주달래, Section 4. 당뇨병 교육을 위한 정보광장
5. 『전분 소화율과 구조와의 상관성』, 정현정, 임승택, Food Science and Industry, 47(3): 21-32 (2014).
6. 『The CarbLovers Diet: Eat What You Love, Get Slim for Life!』 By E. Kunes, F. Largeman-Roth, December 20, 2011
7. 『저항성 전분과 건강상 혜택』, 박광균, 2021, 저항성 전분과 건강상 혜택 (breaknews.com)
8. 『Health benefits of resistant starch: A review of the literature』, A. Bojarczuk, S. Amin, M. Khaneghah, K. Marszałek, J. Functional Foods 93: 1-11 (2022)
9. Glycemic index of foods: a physiological basis for carbohydrate exchange, Jenkins DJA, Wolever TMS, Taylor RH, Barker H, Fielden H, Baldwin JM, Bowling AC, Newman HC, Jenkins AL, Goff DV. Am. J. Clin. Nutr. 34: 362-366 (1981).
10. Dietary fiber, glycemic load, and risk of non-insulin-dependent diabetes mellitus in women., Salmerón J, Manson JE, Stampfer MJ, Colditz GA, Wing AL, Willett WC. JAMA. 277(6):472-477 (1997).
11. Dietary fiber, glycemic load, and risk of NIDDM in men, J Salmerón[1], A Ascherio, E B Rimm, G A Colditz, D Spiegelman, D J Jenkins, M J Stampfer, A L Wing, W C Willett, Diabetes Care, 20(4):545-550 (1997).

12. glycemic_index-load_chart.pdf (naturalchoicesforyou.com) glycemic_index-load_chart.pdf (naturalchoicesforyou.com) Glycemic Index / Glycemic Load Chart, Chart provided by: Jane Oelke, N.D., Ph.D., Natural Choices, Inc. Additional information at www.naturalchoicesforyou.com
13. What are Glycemic Index and Glycemic Load (belmarrahealth.com), 2015. Glycemic index (GI) and glycemic load (GL) food chart understanding key to preventing diabetes, Written by Bel Marra Health, Published on November 1, 2015
14. 한국인 상용 식품의 혈당지수 (Glycemic Index) 추정치를 활용한 한국 성인의 식사혈당지수 산출* 한국영양학회지(Korean J Nutr) 45(1): 80 -93 (2012)
15. 『2015 농촌 진흥청의 한국인 다소비 탄수화물 식품의 혈당지수와 혈당부하지수』: bookcafe069.PDF (rda.go.kr)
16. 『기적의 식단 저탄수화물 고지방 다이어트의 비밀』, 이영훈, 2021, 북드림.
17. 탄수화물 참조표 Carbohydrate-reference-tables.pdf (wchc.nhs.uk)
18. 탄수화물 계산 테이블 영양 및 영양학 부서 환자 정보 리플렛 Carbohydrate-counting-tables-V2.pdf (dgft.nhs.uk)
19. 식품의 탄수화물 함량 (표) 식품의 탄수화물 함량(표) - 내 주변의 건강식 (healthy-food-near-me.com)
20. 『Low-carbohydrate diets』, Last AR, Wilson SA, American Family Physician. 73 (11): 1942 - 1948 (2006).
21. LCHF 저탄고지 다이어트의 영양소 비율 https://brunch.co.kr/@lowandhigh/24
22. 저탄고지 식단 총정리(이것만 알아도 성공!) - 알기 쉬운 저탄고지 (freefrdi.com)
23. 『History of the ketogenic diet』, James W Wheless, Epilepsia, Nov; 49 Suppl 8: 3-5 (2008).

## 참고문헌

24. '저탄고지' 케토제닉 다이어트...장점도 단점도 뚜렷해서 고민일 땐? (hidoc.co.kr) 하이닥 20210414
25. 『먹어서 개선하는 콜레스테롤』 맛있는 요리로 시작하는 콜레스테롤 감소 작전, 이시나베 유타카 , 다구치 세이코 지음, 윤혜림 옮김, 나카야 노리아키 감수, 전나무숲 2009년 02월 25일 출간
26. 당신의 혈관이 위험한 이유! 정말 나쁜 콜레스테롤 때문일까? [콜레스테롤 대 사기극 1부] – YouTube
27. 닥터쓰리 지방을 많이 먹으면 더 빨리 죽는다고요? 실화임? (오해와 진실 2편) – YouTube
28. 머콜라 박사(Dr.Mercola): MCT 오일의 많은 건강 이득들 (머콜라 박사(Dr.Mercola): MCT 오일의 많은 건강 이득들 : 네이버 블로그 (naver.com)
29. MCT 오일의 다양한 건강 효능 (mercola.com)
30. 『MCT OIL FOR BRAIN HEALTH: Everything you need to know about MCT Oil and How it helps to Improve Brain Health and Boost Brain Energy』by AARON WILMOORE MD (Author), October 23, 2019
31. 『AMAZING HEALTH BENEFITS OF MCT OIL: To cure Weight Loss, Prevent Heart Disease, Cancer, and Diabetes Beautify Skin and Hair』 by Dr. Olivier Michael (Author), September 2, 2019
32. 『Medium chain triglycerides (MCT): State-of-the-art on chemistry, synthesis, health benefits and applications in food industry』by S. Nimbkar, M. Maria Leena, J. A. Moses, C. Anandharamakrishnan, Compr Rev Food Sci Food Saf, 21(2):843-867 (2022).
33. 식용유별 지방성분 구성비율 (출처: 식용유별 오메가3 지방성분 | 까사마마 (modoo.at))
34. 견과류의 오메가-3와 오메가-6 지방산 함량 비교 (출처:오메가 3, 오메가 6, 오메가 7, 오메가 9를 많이 함유한 기름과 견과류 정보 (tistory.com)).

35. 혈관의 적 '트랜스지방이 많은 음식' 4가지
    (https://www.hidoc.co.kr/healthstory/news/C0000322771 | 하이닥)
36. 100g당 단백질 함유량 총정리!(Feat… : 네이버블로그 (naver.com)
37. 『맞춤영양정보』장경자, 교문사, 2007.
38. 쾌변엔 식이섬유? 수용성·불용성 따져봐야 - 당신의 건강가이드 헬스조선 (chosun.com)
39. 나트륨 과잉 섭취와 비만과의 상관성 연구, A study for association between obesity and salt intake in Korea, 전대원, 이승민, 임희순, 김현정, 장은희 식품의약품안전처 보고서, 2015.
40. 나트륨 줄이는 9가지 방법 - 정책뉴스 | 뉴스 | 대한민국 정책브리핑 (korea.kr)
41. 식품의약품안전처〉통계〉정보그림 뉴스〉정보그림 뉴스 | 식품의약품안전처 (mfds.go.kr)
42. 억울한 소금, 어느 정도 먹어야 적당할까요? (hcnews.or.kr))
43  2012년 3월 30일 채널 A 방송국의 '이영돈 PD의 먹거리 X-파일(8회분)' 프로그램.
44. 전자레인지'의 유해 소문에 대한 식약청 발표 (tistory.com)
45. 당뇨 기적의 밥상: 대한민국 당뇨병 명의가 알려주는 최고의 당뇨병 관리법, 이홍규, 장학철, 조영연 지음, 싸이프레스, 2014
46. 하루 한 끼 당뇨 밥상, 강남세브란스병원 영양팀, 안철우, 김형미, 김미화, 김은정, 중앙북스, 2016년 11월 10일
47. 닥터키친의 맛있는 당뇨 밥상, 닥터키친 식이연구소 저 비타북스 (VITABOOKS), 2018년 06월 01일
48. 최고의 당뇨 밥상, 영양학 전문가의 맞춤 당뇨식, 마켓온오프 저, 리스컴, 2020년 11월 02일

# 부록

**부록1**
- 한국인 상용 식품의 혈당지수 추정치를 활용한 한국 성인의 식사 혈당지수

**부록2**
- 한국인 다소비 탄수화물 식품의 혈당지수와 혈당부하지수

**부록3**
- 식품별 가식부 100g에 함유되어 있는 콜레스테롤 (mg)과 지방 (g)의 함량

**부록4**
- 순위별 주요 50개 식품 1회 섭취량 (g)의 열량 (kcal)과 단백질 함량 (g)

**부록5**
- 식품 100g의 3대 영양소 함유량 (g)

**부록6**
- 큐리 믹스 가루의 주성분과 효능

**부록-1**

## 한국인 상용 식품의 혈당지수 추정치를 활용한 한국 성인의 식사 혈당지수*

| 식품명 | 혈당지수 | 식품명 | 혈당지수 | 식품명 | 혈당지수 |
|---|---|---|---|---|---|
| 귀리 | 57 | 현미 | 62 | 동부 말린것 | 37 |
| 기장 | 68 | 백미 | 76 | 완두콩 | 53 |
| 메밀 | 54 | 찹쌀 | 86 | 완두콩 말린것 | 37 |
| 메밀국수/냉면국수생것 | 59 | 밥 | 72 | 쥐눈이콩 | 37 |
| 메밀국수/냉면국수삶은 것 | 59 | 잡곡밥 | 72 | 팥 말린것 | 37 |
| 메밀국수/냉면국수말린 것 | 53 | 누룽지 | 72 | 팥 삶은것 | 14 |
| 밀 | 49 | 죽 | 68 | 땅콩 | 13 |
| 밀가루 | 74 | 가래떡/백설기 | 82 | 땅콩 삶은것 | 13 |
| 부침가루튀김가루믹스 | 74 | 찹쌀떡 | 82 | 밤 | 63 |
| 빵가루 | 71 | 한과 | 82 | 밤 말린것 | 63 |
| 국수말린 것 | 46 | 옥수수 말린것 | 52 | 아몬드 | 24 |
| 국수삶은 것 | 48 | 옥수수 | 52 | 은행 | 24 |
| 라면 | 50 | 옥수수 팝콘 | 65 | 잣 | 24 |
| 라면조리한 것 | 50 | 율무 | 48 | 캐슈넛 | 27 |
| 우동 | 55 | 조 | 71 | 해바라기씨 | 24 |
| 자장면인스턴트 | 50 | 감자 | 64 | 호두 | 24 |
| 국수생면 | 82 | 감자칩 | 60 | 호박씨 | 24 |
| 중면 | 82 | 감자튀김 | 64 | 당근 | 39 |
| 쫄면 | 50 | 고구마 | 63 | 연근 | 33 |
| 칼국수생면 | 62 | 고구마쪄서 말린것 | 63 | 토마토 주스 | 31 |

부록-1

## 한국인 상용 식품의 혈당지수 추정치를 활용한 한국 성인의 식사 혈당지수*

| 식품명 | 혈당지수 | 식품명 | 혈당지수 | 식품명 | 혈당지수 |
|---|---|---|---|---|---|
| 칼국수반건면 | 50 | 전분 | 96 | 늙은 호박 | 75 |
| 건빵 | 69 | 마 | 54 | 애호박 | 75 |
| 빵, 기타 | 61 | 당면 마른 것 | 96 | 단호박 | 75 |
| 도넛 | 73 | 당면 삶은 것 | 96 | 감 | 50 |
| 만주/모나카 | 48 | 토란 | 53 | 곶감 | 50 |
| 비스켓/쿠키/크래커 | 61 | 과당 | 23 | 귤 | 47 |
| 샌드위치 | 71 | 껌 | 85 | 귤 주스 | 50 |
| 스낵과자 | 43 | 꿀 | 74 | 귤 잼 | 51 |
| 잼빵/팥빵/크림빵 | 62 | 당밀/시럽 | 66 | 자몽 | 25 |
| 식빵 | 65 | 물엿 | 74 | 자몽 주스 | 47 |
| 초코파이 | 42 | 사탕 | 66 | 금귤 | 47 |
| 카스테라/스폰지케이크 | 46 | 설탕 | 65 | 다래 | 58 |
| 커스터드 | 46 | 조청 | 68 | 대추 | 62 |
| 케이크 | 50 | 양갱 | 48 | 대추, 말린것 | 42 |
| 케이크생크림 | 50 | 엿 | 68 | 두리안 | 68 |
| 크로아상/페이스트리 | 56 | 젤리 | 53 | 딸기 | 40 |
| 빵 크로켓 | 57 | 초콜릿 | 32 | 딸기 잼 | 51 |
| 푸딩 | 36 | 카라멜 | 53 | 레몬 | 25 |
| 피자 | 80 | 강낭콩 | 17 | 레몬 과즙 | 25 |
| 파이 | 56 | 강낭콩 말린것 | 37 | 롱간스 | 79 |

### 부록-1

### 한국인 상용 식품의 혈당지수 추정치를 활용한 한국 성인의 식사 혈당지수*

| 식품명 | 혈당지수 | 식품명 | 혈당지수 | 식품명 | 혈당지수 |
|---|---|---|---|---|---|
| 핫도그 | 62 | 녹두 | 37 | 리치 | 79 |
| 햄버거 | 66 | 녹두 삶은것 | 31 | 망고 | 51 |
| 보리 | 48 | 녹두 빈대떡 반죽 | 31 | 매실 | 53 |
| 보리가루 | 50 | 대두 | 37 | 매실 농축액 | 53 |
| 미숫가루/선식/생식 | 56 | 대두 삶은것 | 25 | 매실 염건 | 53 |
| 엿기름 | 48 | 두유 | 44 | 머루 | 59 |
| 수수 | 71 | 콩가루 | 37 | 머루 과즙 | 59 |
| 팥떡/시루떡 | 48 | 콩자반 | 47 | 멜론 | 70 |
| 시리얼 | 73 | 동부 | 33 | 모과 | 56 |
| 무화과 | 61 | 자두 | 24 | 채소음료 | 43 |
| 무화과 말린것 | 61 | 참외 | 70 | 과일음료 | 48 |
| 바나나 | 62 | 크랜베리 주스 | 59 | 셰이크 | 35 |
| 바나나 말린것 | 62 | 키위 | 58 | 쌀음료 | 92 |
| 배 | 38 | 파인애플 | 55 | 이온음료 | 46 |
| 배 과즙 | 43 | 포도 | 43 | 기타 탄산음료 | 63 |
| 버찌 | 22 | 포도, 건포도 | 64 | 사이다 | 63 |
| 복숭아 | 34 | 포도 주스 | 48 | 콜라 | 63 |
| 복숭아 잼 | 51 | 포도 잼 | 46 | 과일차분말 | 50 |
| 블루베리 잼 | 46 | 후르츠 칵테일 | 55 | 코코아분말 | 42 |
| 사과 | 36 | 모유 | 31 | 만두 | 28 |

부록-1

## 한국인 상용 식품의 혈당지수 추정치를 활용한 한국 성인의 식사 혈당지수*

| 식품명 | 혈당지수 | 식품명 | 혈당지수 | 식품명 | 혈당지수 |
|---|---|---|---|---|---|
| 사과 주스 | 41 | 분유 | 39 | 볶음밥/덮밥 | 80 |
| 사과 잼 | 51 | 조제분유 | 39 | 스파게티 | 42 |
| 산딸기 | 40 | 연유 | 61 | 이유식 | 39 |
| 살구 | 34 | 우유 | 30 | 라면용기면 | 50 |
| 살구 말린것 | 31 | 산양유 | 31 | 크로켓 | 57 |
| 수박 | 80 | 샤베트 | 34 | 석류주스 | 41 |
| 오디 | 53 | 아이스밀크 | 38 | 키위주스 | 58 |
| 오렌지 | 40 | 아이스크림 | 38 | 기능성음료 | 25 |
| 오렌지 주스 | 50 | 요구르트 액상 | 34 | 코코아음료 | 46 |
| 유자 | 47 | 요구르트 호상 | 24 | | |

* 편집 출처: Second code of food item used in the Fourth Korea National Health and Nutrition Examination Survey 2) Glycemic index for glucose Source of GI values: 1 = Atkinson et al., 2008; 2 = Foster-Powell et al., 2002; 3 = Kim et al., 2007; 4 = Murakami et al., 2006; 5 = Kim et al., 2009; 6 = Imputed value; 한국영양학회지(Korean J Nutr) 2012; 45(1): 80 ~ 93

## 부록-2

### 한국인 다소비 탄수화물 식품의 혈당지수와 혈당부하지수*

| 식품명 | 혈당지수 | 1회 섭취 식품량 (g) | 식품의 탄수화물량 (%) | 1회 섭취 식품량의 혈당부하지수 |
|---|---|---|---|---|
| 흰밥 | 69.9 | 210 | 34.9 | 51.2 |
| 쌀죽 | 92.5 | 250 | 11.2 | 25.8 |
| 백설기 | 80.7 | 95 | 53.4 | 41.0 |
| 가래떡 | 50.6 | 130 | 61.5 | 40.5 |
| 쌀튀밥 | 72.4 | 25 | 89.0 | 16.1 |
| 쌀국수면 | 52.2 | 180 | 32.1 | 30.1 |
| 국수 | 52.2 | 180 | 32.1 | 30.1 |
| 찹쌀밥 | 75.7 | 210 | 45.0 | 71.5 |
| 찹쌀경단 | 96.9 | 60 | 50.0 | 29.1 |
| 보리밥 | 35.4 | 210 | 28.9 | 21.5 |
| 보리튀밥 | 63.3 | 25 | 87.1 | 13.8 |
| 보리미수가루 | 69.8 | 20 | 74.6 | 10.4 |
| 찐 옥수수 | 73.4 | 90 | 29.4 | 19.4 |
| 옥수수죽 | 91.8 | 250 | 14.4 | 33.0 |
| 강냉이 | 69.9 | 25 | 86.1 | 15.0 |
| 찐 감자 | 93.6 | 65 | 13.9 | 8.5 |
| 군 감자 | 78.2 | 65 | 13.9 | 7.1 |
| 감자떡 | 53.3 | 90 | 45.7 | 21.9 |
| 감자튀김 | 41.5 | 115 | 21.0 | 10.0 |
| 감자전 | 28 | 150 | 23.3 | 9.8 |

### 부록-2

### 한국인 다소비 탄수화물 식품의 혈당지수와 혈당부하지수*

| 식품명 | 혈당지수 | 1회 섭취 식품량 (g) | 식품의 탄수화물량 (%) | 1회 섭취 식품량의 혈당부하지수 |
|---|---|---|---|---|
| 찐 고구마 | 70.8 | 70 | 31.2 | 15.5 |
| 군 고구마 | 90.9 | 70 | 31.2 | 19.8 |
| 고구마튀김 | 57.7 | 45 | 46.6 | 12.1 |
| 당면 | 60 | 20 | 88.0 | 10.6 |
| 찐 밤 | 57.8 | 10 | 37.1 | 2.1 |
| 군밤 | 54.3 | 10 | 37.1 | 2.0 |
| 삶은 팥 | 26.5 | 10 | 68.4 | 1.8 |
| 팥죽 | 38.5 | 250 | 20.2 | 19.4 |
| 찐 호박 | 52.1 | 70 | 18.0 | 6.6 |
| 호박죽 | 53 | 250 | 10.4 | 13.8 |
| 소면 | 49 | 90 | 76.0 | 33.5 |
| 칼국수면 | 48.2 | 150 | 54.6 | 39.5 |
| 수제비 | 50.2 | 150 | 54.7 | 41.2 |
| 밀전병 | 57 | 60 | 48.6 | 16.6 |
| 우동면 | 56.5 | 210 | 32.8 | 38.9 |
| 스파게티면 | 55.3 | 85 | 69.0 | 32.4 |
| 라면 | 49.3 | 130.8 | 69.2 | 44.6 |
| 흰식빵 | 70.7 | 55 | 42.9 | 16.7 |
| 호밀식빵 | 64.9 | 55 | 45.7 | 16.3 |
| 쌀식빵 | 73.4 | 55 | 42.9 | 17.3 |

### 부록-2

### 한국인 다소비 탄수화물 식품의 혈당지수와 혈당부하지수*

| 식품명 | 혈당지수 | 1회 섭취 식품량 (g) | 식품의 탄수화물량 (%) | 1회 섭취 식품량의 혈당부하지수 |
|---|---|---|---|---|
| 카스텔라 | 59.9 | 50 | 43.8 | 13.1 |
| 모닝빵 | 56.2 | 45 | 43.3 | 12.2 |
| 메밀면 | 59.6 | 90 | 71.2 | 38.2 |
| 메밀전병 | 49.9 | 60 | 29.5 | 8.8 |
| 메밀묵 | 65.7 | 70 | 15.7 | 7.2 |
| 도토리묵 | 71.7 | 70 | 13.8 | 6.9 |
| 청포묵 | 55.1 | 30 | 11.3 | 1.9 |
| 시리얼 | 51.6 | 30 | 89.0 | 13.8 |
| 전곡시리얼 | 51.4 | 30 | 87.0 | 13.4 |

\* 편집 출처: 2015 농촌 진흥청의 한국인 다소비 탄수화물 식품의 혈당지수와 혈당부하지수: book-cafe069.PDF (rda.go.kr)

부록-3

### 식품별 가식부 100g에 함유되어 있는 콜레스테롤 (mg)과 지방 (g)의 함량*

| 육류 | | | 어패류 | | |
|---|---|---|---|---|---|
| 식품명 | 콜레스테롤 | 지방 | 식품명 | 콜레스테롤 | 지방 |
| 소시지 | 50 | 24.8 | 고등어 | 48 | 16.5 |
| 돼지고기 등심 | 55 | 25.7 | 명태 | 58 | 0.7 |
| 베이컨 | 60 | 39.1 | 참치 | 60 | 2.0 |
| 삼겹살 | 64 | 38.3 | 복어 | 63 | 0.1 |
| 돼지고기, 안심 | 66 | 13.2 | 연어 | 65 | 8.4 |
| 돼지갈비 | 69 | 13.9 | 대구 | 67 | 0.4 |
| 돼지 간 | 250 | 3.4 | 도미 | 69 | 1.6 |
| 소고기 사태 | 53 | 4.7 | 꽁치 | 69 | 16.2 |
| 소고기 양지 | 53 | 6.6 | 갈치 | 72 | 5.9 |
| 소갈비 | 55 | 18.0 | 삼치 | 72 | 9.7 |
| 소고기 안심 | 67 | 16.2 | 잉어 | 75 | 6.0 |
| 소꼬리 | 75 | 47.1 | 조기 | 87 | 6.2 |
| 소고기 양 | 164 | 2.0 | 광어 | 94 | 1.8 |
| 소고기 곱창 | 190 | 11.7 | 우럭 | 94 | 1.1 |
| 소고기 간 | 246 | 4.6 | 가자미 | 99 | 2.2 |
| 개고기 | 44 | 20.2 | 어묵 찜 | 21 | 0.7 |
| 닭가슴살 | 75 | 2.4 | 바지락 | 25 | 1.1 |
| 양고기 | 75 | 17.0 | 굴 | 36 | 1.8 |
| 오리고기 | 80 | 28.6 | 홍합 | 49 | 1.7 |
| 닭다리살 | 94 | 14.6 | 바다가재 | 76 | 1.2 |
| 닭날개 | 116 | 15.8 | 꽃게 | 80 | 0.9 |

부록-3

### 식품별 가식부 100g에 함유되어 있는 콜레스테롤 (mg)과 지방 (g)의 함량*

| 난류 | | | 어패류 | | |
|---|---|---|---|---|---|
| 식품명 | 콜레스테롤 | 지방 | 식품명 | 콜레스테롤 | 지방 |
| 계란흰자 | 미량 | 미량 | 문어 | 90 | 0.7 |
| 계란 | 470 | 11.2 | 낙지 | 104 | 0.5 |
| 메추리알 | 470 | 12.5 | 새우 | 130 | 0.5 |
| 오리알 | 631 | 14.0 | 전복 | 135 | 0.7 |
| 계란노른자 | 1300 | 31.2 | 대하 | 159 | 0.6 |
| 유제품 | | | 미꾸라지 | 164 | 4.2 |
| 식품명 | 콜레스테롤 | 지방 | 창란젓 | 165 | 2.2 |
| 저지방우유 | 2 | 1.5 | 뱀장어 | 196 | 21.3 |
| 요구르트 (호상, 딸기맛) | 2 | 2.7 | 꼴뚜기 | 241 | 1.6 |
| | | | 물오징어 | 294 | 1.0 |
| 보통우유 | 11 | 3.2 | 명란젓 | 350 | 2.6 |
| 무가당연유 | 27 | 7.9 | 말린 오징어 | 847 | 6.2 |
| 아이스크림 | 32 | 13.9 | 기타 | | |
| 전지분유 | 78 | 26.2 | 식품명 | 콜레스테롤 | 지방 |
| 치즈 | 80 | 24.2 | 초콜릿 | 14 | 36.9 |
| 유지류 | | | 비스킷 | 22 | 12.9 |
| 식품명 | 콜레스테롤 | 지방 | 햄버거 | 27 | 13.1 |
| 옥수수유 | 0 | 100.0 | 파이 | 28 | 17.2 |
| 올리브유 | 0 | 100.0 | 페스트리 | 46 | 21.9 |
| 버터 | 200 | 84.5 | 쿠키 | 71 | 27.5 |
| 마요네즈 | 212 | 72.5 | 파운드케이크 | 89 | 22.8 |
| | | | 도우넛 | 110 | 22.7 |
| | | | 카스텔라 | 258 | 8.5 |

\* 이 자료는 식품 가식부 100g에 함유된 콜레스테롤 함량으로 실제 1회 섭취량에 포함된 콜레스테롤 량은 다를 수 있음.
\* 출처: 식품성분표(농촌진흥청 농촌생활연구소, 2001) / 한국식품성분표(보건복지부 식품의약품 안전본부, 1996)*

부록-4

순위별 주요 50개 식품 1회 섭취량 (g)의 열량 (kcal)과 단백질 함량 (g)*

| 식품명 | 1회 섭취 | 열량 | 단백질 | 식품명 | 1회 섭취 | 열량 | 단백질 |
|---|---|---|---|---|---|---|---|
| 쇠고기 등심 | 155 | 290 | 27.3 | 쇠고기 양지 | 30 | 45 | 6.4 |
| 쇠고기 안심 | 155 | 239 | 27.3 | 마른 오징어 | 9 | 33 | 6.4 |
| 돼지 갈비 | 130 | 270 | 24. | 두유 | 200 | 118 | 6.0 |
| 북어 | 30 | 104 | 22.2 | 우유 | 200 | 120 | 6.0 |
| 닭가슴살 | 100 | 237 | 19.5 | 오징어 | 30 | 26 | 5.5 |
| 닭날개 | 100 | 253 | 18.5 | 갈치 | 30 | 44 | 5.4 |
| 삼겹살 | 100 | 331 | 18.5 | 두부 | 55 | 43 | 4.6 |
| 닭다리 | 100 | 191 | 18.2 | 계란 | 35 | 55 | 4.4 |
| 대구 | 90 | 81 | 16.7 | 어묵 | 35 | 4 | 4.1 |
| 참치켄 | 40 | 61 | 11.6 | 검은콩 | 1ts | 45 | 3.8 |
| 꽃게 | 55 | 67 | 9.8 | 조개살 | 25 | 26 | 3.8 |
| 바다장어 | 50 | 98 | 9.8 | 아이스크림 | 100 | 215 | 3.8 |
| 소불고기 | 55 | 103 | 9.7 | 쥐포 | 8 | 27 | 3.3 |
| 개고기 | 50 | 131 | 9.5 | 순두부 | 65 | 31 | 3.1 |
| 뱅어포 | 15 | 54 | 9.1 | 스팸햄 | 25 | 87 | 3.1 |
| 가자미 | 40 | 52 | 8.8 | 건새우 | 6 | 16 | 2.7 |
| 고등어 | 45 | 122 | 8.7 | 굴 | 30 | 19 | 2.7 |
| 삼치 | 45 | 80 | 8.7 | 매추리알 | 20 | 34 | 2.5 |
| 꽁치 | 40 | 105 | 8.1 | 마시는 요구르트 | 157 | 102 | 2.4 |
| 임연수어 | 40 | 66 | 7.9 | 떠먹는 요구르트 | 110 | 113 | 2.4 |

부록-4

### 순위별 주요 50개 식품 1회 섭취량 (g)의 열량 (kcal)과 단백질 함량 (g)*

| 식품명 | 1회 섭취 | 열량 | 단백질 | 식품명 | 1회 섭취 | 열량 | 단백질 |
|---|---|---|---|---|---|---|---|
| 낙지 | 70 | 37 | 7.8 | 슬라이스치즈 | 20 | 62 | 2.4 |
| 조기 | 40 | 55 | 7.7 | 프랑크소시지 | 15 | 41 | 2.2 |
| 새우 | 35 | 33 | 7.0 | 마른멸치 | 4 | 11 | 2.1 |
| 쇠고기 사태 | 30 | 41 | 6.6 | 비엔나소시지 | 15 | 45 | 2.0 |
| 소갈비 | 120 | 300 | 6.6 | 콩비지 | 25 | 20 | 1.0 |

* 편집 출처: 맞춤 영양 정보, 장경자 지음, 교문사*

부록-5

## 식품 100g의 3대 영양소 함유량 (g)*

| 식품명 | 단백질 | 탄수화물 | 총지방산 | 식품명 | 단백질 | 탄수화물 | 총지방산 |
|---|---|---|---|---|---|---|---|
| 닭가슴살 | 22.97 | 0 | 0.92 | 호두 | 15.5 | 7.9 | 68.9 |
| 닭날개 | 18.78 | 0 | 18.78 | 땅콩 | 25.7 | 18.4 | 41.2 |
| 닭다리 | 19.4 | 0 | 7.33 | 브라질 넛트 | 14.3 | 11.7 | 64.4 |
| 돼지 안심 | 22.2 | 0 | 3 | 아몬드 | 23.4 | 20.1 | 47.8 |
| 돼지 등심 | 24 | 0 | 3.4 | 표고버섯 | 4.44 | 8.03 | 0.31 |
| 돼지 목심 | 17.2 | 0 | 14.6 | 노루궁뎅이 버섯 | 1.6 | 6.3 | – |
| 돼지 삼겹살 | 13.3 | 0 | 34.1 | 시금치 | 3.1 | 6 | – |
| 한우 등심 | 15.6 | 0 | 24 | 브로콜리 | 2.8 | 5.3 | 0.3 |
| 삶은 달걀 | 13.9 | 2.2 | 7.6 | 참죽나물 | 6.26 | 7.78 | 0.34 |
| 스크럼블에그 | 10 | 1.6 | 10.8 | 대두 | 36.2 | 33 | 14.1 |
| 고등어 | 20.2 | 0 | – | 완두콩 | 20.7 | 67.1 | – |
| 꽁치 | 22.7 | 0.4 | – | 강낭콩 | 21 | 64 | – |
| 오징어 | 18.8 | 0.16 | 1.25 | 렌틸콩 | 22.22 | 63.63 | 1.6 |
| 연어 | 20.6 | 0.2 | – | 두부 | 9.6 | 3.8 | 4.4 |
| 참치 | 24 | 0 | 7.8 | 김 | 35.5 | 43.3 | – |
| 전지분유 | 25.5 | 39.1 | 25.9 | 파래 | 23.8 | 46.7 | |
| 탈지분유 | 33.9 | 53.2 | 0.9 | 미역 | 20 | 36.3 | – |
| 우유 | 3.1 | 5.5 | 3.2 | 매생이 | 3.88 | 8.19 | 0.73 |
| 모짜렐라치즈 | 28 | 5.4 | 16 | 귀리 | 14.3 | 70.4 | – |
| | | | | 오트밀 | 13.2 | 64.9 | – |
| | | | | 발아현미 | 7 | 79.4 | – |
| | | | | 율무 | 15.4 | 70.5 | – |
| | | | | 호밀 | 15.9 | 70.7 | – |
| | | | | 수수 | 10.5 | 76.5 | – |

* 편집 출처: 100g당 단백질 함유량 총정리!(Feat. .. : 네이버블로그 (naver.com)*

**부록-6**

| 큐리 믹스 가루의 주성분과 효능 ||
|---|---|
| 식재료명 | 주요 성분과 효능 |
| 양배추 | (1) 풍부한 섬유질: 변비 예방<br>(2) 비타민 U: 위장 보호, 위 궤양에 효과가 있음 세포의 신진대사를 돕고, 면역성을 높이는 효과도 있고 혈액 속 노폐물과 지방 제거를 촉진시켜 몸속부터 가뿐 해지도록 함 비타민 U는 가열에 약하기 때문에 생으로 먹는 것이 좋음<br>(3) 유황 화합물: 암(위암, 간암)을 억제함 |
| 브로콜리 | (1) 비타민 C: 100g당 114mg 함유(레몬의 두 배)<br>(2) 비타민 A·B1·B2 와 칼륨, 인, 칼슘 등 각종 미네랄: 비타민 B는 면역 체계와 신경계를 건강하게 하고, 칼슘은 골다공증을 예방함<br>(3) 섬유질: 해독작용<br>(4) 설포라펜: 위암, 유방암 같은 암의 발생을 억제 효과가 탁월<br>(5) 비타민 U: 함량이 양배추보다 훨씬 많음<br>(6) 셀레늄: 강력한 항암작용으로 전립선암, 대장암, 폐암, 간암, 유방암, 췌장암 등에 효과가 큼. 노화를 촉진하는 활성산소를 중화시키는 작용이 있음 |
| 깻잎 | (1) 비타민 C 와 루테올린: 각각 감기예방, 항염증, 항알레르기 효능으로 기침, 콧물, 재채기 등의 증상 개선<br>(2) 로즈마린산과 가바: 뇌세포 대사기능 촉진해서 학습능력 향상, 기억력 감퇴, 치매 예방 효과 기대할 수 있음<br>(3) 비타민 A, 베타카로틴: 항산화 작용으로 면역력과 눈 피로 개선, 안구 건조, 노안 및 백내장, 황반변성 등의 안구질환 예방함<br>(4) 칼슘: 함유량이 시금치, 상추보다 높아서 골다공증 예방에 좋음<br>(5) 철분: 함유량이 케일의 2배 이상, 빈혈 예방<br>(6) 페릴키톤, 페릴라 알데하이드 정유 성분: 깻잎 특유의 향 성분, 세균과 곰팡이를 억제하는 항균 작용으로 식중독 예방 효과 탁월<br>(7) 파이톨: 암세포만을 골라 제거해주며, 각종 병원성균이나 대장균을 없애주는 데 효과적임 |

부록-6

## 큐리 믹스 가루의 주성분과 효능

| 식재료명 | 주요 성분과 효능 |
|---|---|
| 뽕잎 | (1) 단백질: 잎채 식물 중 콩 다음으로 많음<br>(2) 가바 (GABA): 녹차의 10배, 혈압강하물질<br>(3) 루틴: 녹차의 3.8배, 메밀의 18배, 가바와 함께 모세혈관 강화시킴<br>(4) 칼슘: 시금치의 50배, 우유의 27배<br>(5) 식이섬유: 녹차의 3배<br>(6) 효능: 고혈압 예방, 고콜레스테롤 및 중성지방 억제, 혈전 예방, 노화억제, 장 활성화, 변비 개선, 다이어트 증진 효과, 당뇨, 동맥경화 및 중풍 예방 |
| 여주 | (1) 카란틴과 P-인슐린: 식물 인슐린이라 불리며 우리 몸속의 인슐린과 비슷한 작용을 하는 펩타이드의 일종으로 간에서 포도당이 연소하는 것을 돕고 당분이 체내에서 재합성 되는 것을 막아서 혈당수치를 낮추는데 탁월한 효능이 있음<br>(2) 고혈압, 뇌졸중, 동맥경화, 피부병, 구내염, 통풍 등에 식이요법으로 이용<br>(3) 비타민 C: 100g당 120mg (오이의 20배, 레몬의 5배); 풍부한 비타민 C 는 항산화 작용을 하여 피로 회복에 도움을 주며, 감기를 예방하고 피부 트러블을 개선하고 노화를 방지하며 보습, 진정 효과 등으로 피부건강에도 좋음<br>(4) 사포닌계 모모르데신 알칼로이드: 강한 쓴맛의 성분으로서 위를 자극하여 소화액 분비를 촉진하고 식욕을 돋게 하는 효과가 있고 위를 튼튼하게 하고 장의 기능을 정상적으로 만들어 주며 콜레스테롤을 저하하는 작용을 하여 혈압을 개선함<br>(5) 베타카로틴 성분: 항산화 작용으로 면역력과 눈 피로 개선, 안구 건조, 노안 등에도 좋음<br>(6) 공액 리놀레산이라는 성분: 지방의 연소를 촉진해 다이어트에 좋으며 특히 열이 많은 체질의 다이어트에 효과적임<br>(7) 풍부한 칼륨 성분; 이뇨작용을 활발하게 하여 나트륨의 배출을 돕고 붓기를 빠지게 함 |

부록-6

## 큐리 믹스 가루의 주성분과 효능

| 식재료명 | 주요 성분과 효능 |
|---|---|
| 다시마 | (1) 비수용성 식이섬유: 함량이 30~40%로서 콜레스테롤, 지방흡수저해, 염분의 체외 방출, 대장 운동 촉진<br>(2) 수용성 식이섬유인 알긴산: 함량이 30~60%로서 포만감을 느끼게 하고 대장을 청소해 주는 기능이 있어 변비 해소와 지방, 중금속, 유해물질 흡수를 억제, 인체 내 노폐물배출, 대장 활동 강화, 피부를 윤택하게 하는 효과<br>(3) 푸코이단: 함량이 4%에 불과하나 암 세포를 자멸시키는 활성이 있음<br>(4) 칼슘: 우유의 14배, 뼈의 구성, 정서 안정, 집중력 강화<br>(5) 포타시움, 마그네슘: 식염의 체외 방출하여 혈압을 내림<br>(6) 기타 미네랄: 요오드, 철 등 50여종의 인체 미량 영양소로서 세포 내 신진대사 원활하게 함<br>(7) 라미닌: 혈압을 낮추는 효과 있음<br>(8) 부작용: 해조류에 알레르기 혹은 갑상선 문제가 있는 경우 요오드 과량 섭취를 막기위해 다시마 과다 섭취 금지함 |
| 생강 | 진저롤: 매운 맛 성분으로서 몸을 따뜻하게 해서 감기 예방에 탁월하며, 혈관에 쌓인 콜레스테롤을 몸 밖으로 배출해 동맥경화나 고혈압 등 성인병 예방과 수족냉증, 복부냉증 해소에 도움이 되며 이뇨작용을 도와 부기 제거에 효과적임 또한 비만의 원인 되는 큰 지방세포의 분화를 촉진해서 작은 지방세포를 만드는 작용을 해서 인슐린의 감수성을 높이고, 포도당을 세포 내로 끌어 들이기 쉽게 만들기 때문에 당뇨병 개선에 도움을 줌 |
| 강황<br>(울금) | 커큐민: 선명한 노란색 색소 성분; 강력한 항산화, 항염증 효과가 있어 세균이나 바이러스를 제거함 또한 정상적인 세포에는 전혀 독성이 없으면서 암세포만 스스로 죽도록 유도해 암의 발생도 막아줌 관절통 및 근육통 치료, 치매 예방, 우울증 치료, 비만, 당뇨예방<br>출처: 커큐민 강력한 항산화·항염성분 각종 만성질병예방 기여:식약일보 – Korea Food&Drug News (www.kfdn.co.kr) |

## 큐리 믹스 가루의 주성분과 효능

| 식재료명 | 주요 성분과 효능 |
|---|---|
| 아로니아 | (1) 안토시아닌: 함량이 블루베리의 4배, 아사이베리의 8배; 항산화작용이 강하여 세포 노화를 방지하고 특히 대장암 항암효과도 높고 시력의 개선효과, 심장 및 혈관질환, 뇌졸증 등 혈액과 관련한 질병의 치료에 상당한 도움이 되고 신경계 활동을 증진하고 뇌에서 산화 스트레스를 줄여주어, 알츠하이머, 치매, 그리고 다른 노화에 따른 인지 장애 증상을 완화하고 시작을 늦추는 효능이 있음<br>(2) 식이섬유가 풍부: 변비, 설사, 경련, 팽만감, 일반 복부 불편을 제거<br>(3) 로돕신: 안구 망막 색소의 재합성을 촉진해서 눈의 피로 완화와 함께 시력 개선에 도움을 줌<br>(4) 카로틴: 가장 강력한 항산화 성분으로 안구 건조증 예방에도 효과적이고 눈에서 산화스트레스를 줄여 노화에 따른 시력 감퇴를 막아주고, 백내장을 개선하는 효능이 있음<br>(5) 탄닌: 지방 분해를 도와서 체지방 감소, 뱃살, 내장 지방 줄이는 효과 있음<br>(6) 카테킨: 활성산소 제거하는 효과를 가지고 있으며 나쁜 콜레스테롤이 혈관 벽에 쌓이는 것을 방지해서 혈관을 깨끗하게 하므로 동맥경화 예방에도 효과가 있음<br>(7) 부작용: 과다 복용하면 심장 두근거림, 복통, 어지럼증, 구토 증상, 위장이 약하거나 위장 관련 질환이 있는 사람에게 좋지 않으며 또 철분 흡수를 방해하는 탄닌을 함유하므로 빈혈 환자이거나 철분제를 섭취 중이면 과다 섭취 금지함 |
| 계피 | (1) 폴리페놀류: 강력한 항산화 작용, 신경보호 단백질을 활성화해서 뇌기능 보호하고 인지력 저하 예방<br>(2) 플라보노이드: 항염증 역할로 감염된 조직 손상을 치료하는데 도움을 주며 부기와 염증을 낮춰 통증과 일반적인 알레르기를 완화시켜줌 입냄새 제거 역할<br>(3) 인슐린의 활성을 촉진하는 성분: 당뇨병 예방 및 치료 효과.<br>(4) 시나말데히드: 세균 감염 예방 및 치아 건강<br>(5) 쿠마린: 계피향 성분, 다량 함유되어서 과다 섭취시 어지럼증이나 심박수를 증가하는 증상이 나타날수 있고 알레르기 반응이 있는 경우 호흡곤란, 현기증, 콧물 등의 부작용이 생길 수 있으며 임신부의 경우 태아에 좋지 않으므로 섭취를 피해야 함 |

## 당뇨 남편의 소감

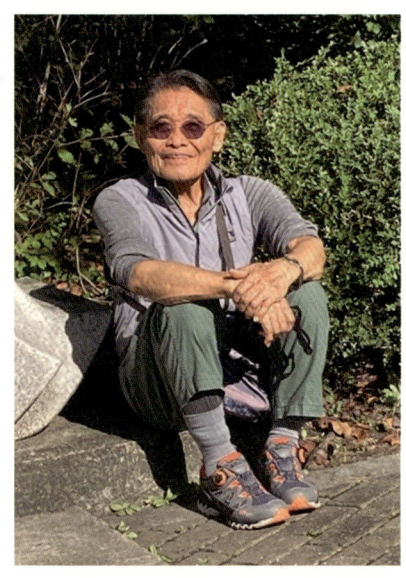

　나는 1996년에 연세대학교 정기 교직원 건강 검진을 통해 처음으로 당뇨 검사를 받으라는 진단을 받았다. 우리 집안에 당뇨로 어려움을 겪은 사람도 없었고 당뇨합병증이 얼마나 심각한 지도 몰랐기 때문에 식사에 별 주의없이 교수로서 학생 지도와 연구활동에 매진하였다. 퇴임 후에 심혈관 검사를 통해서 심혈관에 스텐트 삽입 시술을 받아야한다는 진단을 받고 처음으로 당뇨합병증의 심각성을 알게 되었다.
　아내가 나를 위해서 만든 건강한 당뇨 식단에 의한 식이요법으로 엄격한 식사 관리를 받으면서 지금까지 건강을 유지할 수 있게 된 것에 아내에게 깊이 감사하고 있다. 올해 84세가 된 내가 원하는 일을 즐기면서 제2의 인생을 살아가고 있음을 특별히 하나님께 감사드린다.

　　　　2022년 10월 김정한(전 연세대 공과대학 생명공학과 교수) 씀

**당뇨관리와 예방을 위한 기본적인 하루
-식단 짜기-**

인 쇄  2024년 8월 12일
발 행  2024년 8월 20일

지은이  김경례
펴낸이  김민선(김영자)
펴낸곳  대동field

등 록  제 2019-000008호
주 소  서울특별시 종로구 창덕궁길 172-2(가회동)
전 화  02)543-4570
E-mail  meenskim505@korea.com

ISBN  979-11-966063-8-1 (03510)

ⓒ김경례, 2024

값 15,000원

---

이 책의 내용 전부 또는 일부를 이용하려면 반드시 저작권자와
도서출판 대동field와 서면 동의를 받아야 합니다.